ATENCIÓN CON LA INFLAMACIÓN

DRA.
GABRIELA
POCOVI
GERARDINO

ATENCIÓN CON LA INFLAMACIÓN

Guía para combatir la inflamación crónica y mejorar tu sistema inmune

zenith

Nota: Este libro debe interpretarse como un volumen de referencia. La información que contiene está pensada para ayudarte a tomar decisiones adecuadas respecto a tu salud y bienestar. Ahora bien, si sospechas que tienes algún problema médico o de otra índole, la autora y la editorial te recomiendan que consultes a un profesional.

Primera edición: enero de 2023
Tercera impresión: febrero de 2023

Zenith es un sello editorial de Editorial Paneta S. A.
Avda. Diagonal, 662–664, 08034 Barcelona (España)
www.zenitheditorial.com
www.planetadelibros.com

ISBN: 978-84-08-26579-5
Depósito legal: B. 22.810–2022

Impreso en España – *Printed in Spain*

PEFC
PEFC/14-38-00305
Certificado PEFC
Este libro procede de bosques gestionados de forma sostenible y fuentes controladas.
www.pefc.es

A mi cuerpo, por haber sido mi mejor herramienta de autoconocimiento.

A mis alergias, mi tiroides, mi intestino irritable y mis ovarios poliquísticos, duras pruebas con grandes aprendizajes.

A todos mis pacientes, porque si tu aprendes, yo aprendo.

A mi abuelo y a mis padres, por ser fuente de conocimientos ancestrales, cocina y remedios caseros, por acercarme y abrir mi mente curiosa hacia la salud integrativa.

Al #equiponutrigaby, por todo lo que aprendemos en nuestras tertulias de los miércoles.

A Jorge, por acompañar este libro desde su nacimiento y creer en mí.

SUMARIO

PRÓLOGO

¡Hola! Soy Samar Yorde, médico antienvejecimiento, experta en epigenética, autora y divulgadora de hábitos de vida para vivir más y mejor. Escribir estas palabras en el libro de mi amiga, compañera y hasta maestra –porque de ella he aprendido mucho mientras trabajamos educando a seguidores y pacientes sobre la inflamación crónica– es un honor y una gran alegría.

Quizá aún no entiendas mucho de qué trata este tema, pero una vez que comiences a leer estas páginas te adentrarás en un mundo fascinante y descubrirás un conocimiento tan poderoso que podrá cambiar el futuro de tu salud y, por ende, tu destino.

Porque el conocimiento te dará mucho poder. Y créeme, todos necesitamos descubrir al enemigo más grande que nos acecha en el mundo moderno para robarnos la salud y energía vital. Porque solo al conocerlo bien podremos vencerlo.

La doctora Gabriela Pocoví Gerardino, muy conocida, querida y respetada en el mundo de las redes sociales como @nutrigaby, es una voz más que capacitada para hablar sobre inflamación crónica, sus causas visibles e invisibles y, sobre todo, para contarnos cómo revertirla y superarla. Gaby conoce el problema como muy pocos profesionales de la salud e investigadores en el mundo hispano. Primero, porque lo sufrió como paciente; luego lo confrontó como nutricionista; lo contrastó con la sabiduría ancestral de sus abuelos, apelando a remedios naturales y estilos de vida antiguos, más sencillos, pero impresionantemente efectivos en sus resultados.

Este libro es una guía práctica, sencilla pero profunda, que te permitirá comprender todo el fenómeno de la inflamación crónica, la mayor enemiga silente del mundo moderno.

Entender los orígenes, la etiología y causalidad de la inflamación crónica es muy importante. Porque solo de este modo puedes prevenir o revertir sus consecuencias.

Tenemos en nuestro cuerpo un dispositivo explosivo que es capaz de activarse o no de acuerdo a los hábitos de vida que practicamos. Y más temprano que tarde puede acabar manifestándose en enfermedades autoinmunes, cáncer, dolor y fibromialgia, colon irritable y alergias, alteraciones tiroideas y hormonales, trastornos metabólicos, sobrepeso, ovarios poliquísticos, diabetes, entre otros.

Este aparato explosivo nos lo hemos comido sin saberlo; lo hemos ido haciendo paso a paso, sin darnos cuenta. Víctimas de la desinformación, por ignorancia de la ciencia o por la manipulación industrial y publicitaria, nos hemos ido envenenando a cámara lenta.

Con este libro podrás comprender con precisión cómo surge la inflamación crónica, qué impacto tiene en la salud y la productividad laboral, por lo tanto, también causa daños económicos, aparte de los biológicos. Gaby no se queda en la denuncia o explicación de un problema y sus causas. Ella pasa a la acción. Y te da una guía fácil de ejecutar, económica y, lo mejor de todo..., compatible con un estilo de vida moderno.

Pasarás, en pocas páginas, del desconocimiento y la confusión a la claridad. Y lo harás sin alarmismos, paranoias, ni extremismos puritanos. Porque, como la misma Gaby dice: «la dosis hace el veneno». Te prometo que te asombrarás cuando leas el capítulo las causas de la Inflamación crónica. También sé que te encantará la forma en que pasa de la explicación del problema, en sus matices biológicos, químicos y hormonales, a plantear una solución rápida, fácil y sostenible en el tiempo. Esta parte es mi favorita. Porque Gaby no es una «extremista» de la alimentación: sabe que vivimos en una sociedad industrial, donde hay contaminación, estrés, pérdida de la calidad nutricional de los alimentos y muchos otros factores que contribuyen a que todos, sin excepción, de alguna forma estemos contaminados por metales pesados y sustancias químicas.

Ahora bien, Gaby nos brinda soluciones. Nos invita a vivir de forma saludable, serena, equilibrada, cuidando nuestros cuerpos a través de una fórmula sencilla: buena alimentación, suplementos comunes, algo de sol, algo de ejercicio, un buen sueño y una forma de vivir más pausada. Nada de lo que nos propone es costoso, difícil o imposible de lograr y mantener en el tiempo. Y pienso que aquí radica el gran valor de este libro.

Con esta lectura aprenderás a vivir muchos años más, y en mejores condiciones. Con vitalidad, energía y un cuerpo libre de dolores limitantes. Siguiendo los consejos de Gaby verás cómo tu cuerpo y tu vida cambian. Porque el secreto de la salud está en el equilibrio físico y emocional, en la alimentación que nutre el cuerpo y el alma, en el descanso y la acción.

Disfrútala. Te prometo que cambiará tu forma de comer y vivir.

Y a ti, mi querida Gaby, te doy las gracias por haber llegado a mi vida. Seguiré aprendiendo de ti, mientras compartimos espacios de crecimiento y difusión de esta información tan poderosa y necesaria, para cambiar nuestro destino.

Dra. Samar Yorde
Creadora de @soysaludable
www.soysaludable.com

INTRODUCCIÓN

«Me siento inflamado», «Siento mi cuerpo pesado y lento», «Mi barriga parece de embarazada». Son expresiones comunes en los pacientes que visito día a día, pero también fueron sensaciones que me acompañaron gran parte de mi vida, y no uno, sino todos los días, y he aquí el problema.

Pero realmente la inflamación va más allá de algo tangible y visible: va por dentro y es en gran parte el origen de muchas de las enfermedades crónicas que hoy padecemos. Migrañas, alergias, problemas de tiroides y hormonas, gastritis, intestino irritable, enfermedades autoinmunes, sobrepeso que no cambia tras simples dietas... y muchas otras dolencias que «no tienen cura» o son «de causa desconocida».

¿Y qué diablos es algo crónico? ¿Algo que voy a tener que sufrir toda la vida? Sufrir no, pero acompañar sí, diría yo. Las enfermedades crónicas tienen algo en común: la INFLAMACIÓN. Un concepto nada novedoso, pero sí recientemente famoso y que vamos descubriendo que tiene mucho que ver con tu sistema inmune. ¿Ese que se encarga de defendernos? Sí, esa es una de sus funciones, pero no la única: mantenernos desinflamados es su segundo y uno de sus más importantes cometidos.

Piénsalo: ¿qué pasó durante los seis meses anteriores a que empezaras a encontrarte más inflamado o inflamada? ¿Qué pasó antes de que te diagnosticaran esa enfermedad? Estrés o mal sueño, cambio de alimentación, cambio de rutina o mudanza, más sedentarismo o aislamiento, alguna infección o virus, la toma de algún antibiótico... Todos estos son factores causales y agentes proinflamatorios que ponen en alerta tu sistema inmunológico, porque hacen que entre en modo de defensa. Y estar en constante «defensa» lleva a la inflamación porque no permite a tu cuerpo descansar y así poder activar los mecanismos antiinflamatorios.

La inflamación crónica es un mal moderno. Debido a las demandas del mundo actual cada vez vivimos más rápido, comemos peor, dormimos fatal y estamos enganchados a una vorágine de estrés constante que nos está llevando a un solo camino: el de vivir inflamados y enfermos.

En esta obra pretendo y espero poder plasmar lo que yo sentí durante años y que nadie me supo explicar. El origen de múltiples problemas de salud que, como yo, sufren muchísimas personas, y a los que me costó tanto encontrar respuesta. Quiero que entiendas de dónde proviene la inflamación, cómo interviene en ella tu sistema inmunitario y, sobre todo, cómo reducirla con sencillas acciones de alimentación y de estilo de vida que podemos poner en práctica a diario donde sea y como sea.

Porque no basta con solo hacer una dieta más; de hecho, no pretendo que hagas más dietas (a pesar de que sí, al final encontrarás la famosa dieta antiinflamatoria). Quiero que primero aprendas conmigo y que tomes conciencia de cómo funcionan tu sistema digestivo, tu microbiota o flora intestinal, tus hormonas y tu sistema inmunológico, y de cómo su equilibrio puede determinar tu peso corporal y, además, el desarrollo de muchas enfermedades.

«Cuando entendí cómo funcionaban mi cuerpo y mi mente, empecé realmente a mejorar»: esta es una de las frases que más escucho, con orgullo, de mis pacientes, y es justamente lo que aspiro a desarrollar en estas páginas acerca de lo que es la salud.

1

VIVIR INFLAMADA, LA HISTORIA DE MI VIDA

Son las seis y media de la mañana, suena el despertador, mi cabeza se siente pesada, mis ojos apenas quieren abrirse... Cinco minutos más. Buf, ¡qué sensación! Diez minutos más y ya me toca levantarme de la cama. ¡Qué pocas ganas!

Voy al baño a asearme, me miro al espejo, siento mis párpados cargados y me veo la cara «gorda» e hinchada... No entiendo por qué hay días en que me despierto así. Con sensación de resaca, con poca claridad mental y con la impresión de estar cansada, pesada, hinchada y con poca energía. En cambio, hay días en que me encuentro mejor, pero tengo la sensación de que cada vez son menos.

Me dirijo a la cocina; no puedo vivir sin café, lo necesito para arrancar. De hecho, apenas tengo hambre, casi no siento hambre de verdad últimamente. Me siento pesada y cansada, pero al final como porque «hay que desayunar», y con cierta esperanza de que la comida me dé algo de energía.

Ya no sé qué hacer ni qué comer. Y sí, soy dietista de profesión y reconozco que no sé qué le pasa a mi cuerpo ni qué hacer con él. En los últimos tres meses he ganado cerca de veinte kilos. He probado al menos cincuenta dietas, he calculado y recalculado mi requerimiento de calorías y nutrientes, y estoy segura de que estoy comiendo la cantidad de proteínas, carbohidratos y grasas «teóricamente adecuada». Además, como frutas, verduras y todo eso que indican que es bueno. Hago ejercicio al menos tres veces por semana, voy al gimnasio, hago un poco de *spinning* y algo de pesas, aunque no demasiadas porque necesito perder peso.

Cada vez me encuentro peor, física y mentalmente; desmoralizada por no saber por qué a mí no me funciona lo que aprendí a hacer y lo que enseño. Pero más allá de eso, siento que algo no anda bien en mi cuerpo, me lo dice mi intuición.

Así pasé un par de años de mi vida, con una sensación en mi cuerpo de que algo no andaba bien. No todos los días eran así de malos, pero sí la mayoría. Con algún otro síntoma que fluctuaba día tras día, con alergias frecuentes, con dolores de cabeza durante la regla, con algunos granitos en la cara o en la espalda, y con una sensación de aletargamiento incipiente que algunos días me impedía hasta pensar. Y no, no tenía cincuenta años en ese momento. Tenía apenas veintidós años.

Lo que no variaba mucho era mi abdomen. Casi siempre se veía abultado en su parte baja, y peor aún si estaba en mis días de regla o si tenía algún día de «excesos». Pero me estaba acostumbrando a vivir así, a pensar que eso era en parte «normal». La loratadina y el inhalador fueron mis mejores amigos en la infancia, y el paracetamol no fallaba algunos días.

Fue entre los veintidós y los veintitrés años cuando la crisis de inflamación detonó en mi organismo: justo antes de terminar la carrera, después de una ruptura amorosa, tras años de estreñimiento, cargando con una relación compleja con la comida tras sufrir anorexia restrictiva a los quince años y en una relación un poco tormentosa con mi mente llena de autoexigencias, miedos y mucho estrés. A raíz de esto último, desarrollé también amenorrea (es decir, que dejé de tener la regla) y estuve en tratamiento con anticonceptivos. Además, estaba empezando mi vida laboral en una empresa muy exigente, con mucho personal a mi cargo. En fin, uno de esos momentos complejos de la vida.

Pero recuerdo la gota que colmó el vaso. Los cambios en el sueño y en mi salud mental. Fue la única vez en mi vida en que he experimentado lo que es una depresión. Los fines de semana dormía hasta mediodía, cuando siempre he sido muy madrugadora. No tenía ganas de hacer nada. Podía estar horas en la cama. Convivía con alergias, con malas digestiones, con hinchazón abdominal, con malestar general... Visité médicos, alergólogos, inmunólogos, gastroenterólogos, naturópatas y para de contar... De hecho, lo último fue ir al psiquiatra y salir con un tratamiento con fluoxetina (o la pastillita de la felicidad), un inhibidor de la recaptación de serotonina que promete hacerte sentir mejor.

Pero yo quería saber más...

Recuerdo que uno de esos días, de los pocos en los que tenía claridad, me vino a la mente la posibilidad de padecer problemas de tiroides. Lo había estudiado en la carrera y lo conocía un poco, además de que buscando en internet te autodiagnosticas en un segundo (sí, yo también he caído en eso).

Poca motivación, uñas frágiles, estreñimiento, pulso bajo, tendencia depresiva, bajo estado de ánimo y cansancio extremo... tenía todos los síntomas del hipotiroidismo, el déficit de hormonas tiroideas. Entonces decidí hacerme un examen completo. En ese momento —te estoy hablando de hace unos doce años; ahora tengo treinta y cuatro— el hipotiroidismo era mucho menos conocido y aparentemente menos «frecuente» que en la actualidad, pero ya se sabían cosas sobre él.

El resultado revelaba unos valores de TSH (la hormona que estimula la tiroides) de 4,14; esta cifra todavía estaba dentro del rango de normalidad (hasta 4,5) y, según varios médicos que visité, no podía explicar mis síntomas. «Tú no tienes nada, tus valores están bien.» Pero yo me sentía cada vez peor. Cabe destacar que tanto mi abuela como una tía materna, y también mi madre, habían tenido problemas con la tiroides, con lo cual la idea no se me iba de la cabeza. Visité unos cinco especialistas, incluidos endocrinólogos y ginecólogos. Recuerdo que, además, durante la visita al ginecólogo, me enteré de que había desarrollado quistes en los ovarios, u ovario poliquístico... Uf, ¿se puede pedir algo más?

Yo aún sabía poco de estos temas. Lo único que perseguía, al igual que muchos de los pacientes que veo ahora, era saber ¡qué diablos me pasaba! Lo que yo necesitaba desesperadamente era una etiqueta, un diagnóstico que resumiera mis síntomas.

Al final di con un endocrinólogo que finalmente me dijo: «Niña, de verdad que estos valores son aún normales, pero con tus síntomas seguro que tienes hipotiroidismo». ¡Al fin vi la luz! Alguien que se atrevía a decirme algo. Recuerdo el tratamiento: «Comenzarás con cien microgramos de levotiroxina, una dosis alta para que empieces a encontrarte mejor, y luego vas a bajar a setenta y cinco en un par de semanas. En dos meses me cuentas».

Llevaba un mes sintiéndome mejor, pero algo de lo que estaba haciendo no me encantaba. Mi vena curiosa me decía que había otra forma de entender y atender lo que me pasaba. Un día, estando por el centro de Caracas, me recomendaron que fuera a una farmacia homeopática que había por la zona. Parecía que el señor que dispensaba las bolitas y los remedios homeopáticos era muy bueno, así que le pedí que me mandara algunas cosas. Aparte de darme unos cuantos botes me recomendó que fuera a una ginecóloga especialista en terapias alternativas y que, al parecer, era muy buena en estos casos. Yo estaba desesperada por hacer cualquier cosa, y fui a visitarla.

La ginecóloga, experta en medicina biológica y alternativa, me hizo miles de terapias (pediluvio, sueros de minerales, terapias de desintoxicación celular, suplementación y otros) y, por supuesto, me brindó un apoyo empático, cercano, me dio confianza y yo la deposité en ella con todas mis fuerzas. No solo había conseguido que alguien me atendiera, sino que me entendiera. Tres meses después, mi cuerpo era otro. Había perdido casi todo el peso que había ganado en los últimos meses, mi energía era rebosante, tenía ganas de hacer cosas, no necesité más fluoxetina y, sí, también me eché otro novio (pero ¡eso ya da para otro libro!).

Seguí yendo a mis controles durante casi un año y medio, y continué con mis tratamientos. De hecho, al año, ¡mis quistes en los ovarios habían desaparecido! Estaba realmente en un buen momento de mi vida. Mi relación con mi médica había sido tan profunda y bonita que al final me ofreció trabajar con ella. Abandoné mi absorbente trabajo de horas y horas en la empresa donde estaba y decidí empezar a hacer lo que siempre había soñado: ayudar a otras personas a mejorar su salud a través de la nutrición. Consciente o inconscientemente, había abandonado la idea de trabajar en lo que quería mientras estaba enferma porque no me sentía con la moral de hacerlo, y ahora finalmente estaba alineada con mi propósito de vida.

Y así transcurrieron casi un par de años. Terminé trabajando y aprendiendo junto a Yolanda, la médica que tanto me había ayudado, en una consulta integrativa que abordaba infertilidad, problemas hormonales, embarazos y enfermedades inflamatorias. Además, conseguí trabajar también en la Clínica Ávila, en la Unidad de Endocrinología y Fertilidad, atendiendo a pacientes en esta misma línea. Bastó ese poco tiempo para sacar mis propias conclusiones: el cambio de hábitos y la alimentación eran claves para que las pacientes con abortos de repetición y problemas de fertilidad lograran ser madres. Más allá de eso, empecé a darme cuenta de que muchos de los problemas hormonales, metabólicos y de salud tenían que ver con el sistema inmunológico. Que una hematología y la activación de ciertas células como los linfocitos nos daban pistas y se relacionaban con la presencia de problemas de salud y que, además, la mayoría de los pacientes que acudían presentaban también trastornos digestivos que, al solucionarse, mejoraban su salud general. En ese entonces se hablaba muy poco de inmunología e inflamación, y menos aún se pensaba que el sistema inmunológico podía tener algo que ver con la alimentación. Tampoco se hablaba demasiado, aunque ya empezaba a despuntar, de la microbiota, conocida por un tiempo como «flora intestinal»: ese conjunto de microorganismos (virus, bacterias, parásitos, hongos y levaduras) que conviven con nosotros y que habitan en muchas áreas de nuestro cuerpo, pero sobre todo en el tracto digestivo y, en concreto, en el intestino.

Este libro no trata sobre la microbiota, pero sí sobre la inflamación. Sin embargo, veremos que en estas páginas te hablaré mucho sobre la microbiota, y es que cerca del 70 % del sistema inmunológico se encuentra en la microbiota y es controlado por esta.

Bueno, la verdad es que me apasiona el tema de la microbiota y al final me he extendido un poco más hablándote de ella. Pero volviendo a mi historia, el hecho es que ya en ese momento, hace unos seis años, empecé a observar que había una estrecha relación entre los problemas digestivos y hormonales y las manifestaciones inmunológicas en los pacientes (enfermedades autoinmunes e inflamatorias), y que también la fertilidad tenía mucho que ver con nuestro sistema inmunológico.

Así se fue despertando en mí una gran curiosidad por el tema, por aprender más sobre inmunología. Pero me encontraba con un obstáculo: no había ninguna formación de nutrición e inmunología a la vez; de hecho, era algo extraño para un nutricionista. También, ya con veintiséis años, quería abrirme rumbo fuera de Venezuela, mi país, debido a la fuerte crisis económica, social y política que existía y aún existe. Fue así como después de una tarde de búsqueda di con un máster en España, concretamente en Granada, que me llamaba muchísimo la atención.

Era un máster de investigación con una temática compleja y nueva (al menos para mí), en el que debía profundizar mucho en genética, microbiología y mecanismos moleculares, que no tenía yo muy estudiados; aunque ya hacía unos cuatro años que me había graduado en mi carrera, lo nuevo siempre me ha resultado atractivo. De hecho, al inscribirme y venirme a España, me di cuenta de que era la primera nutricionista-dietista que lo había cursado en la historia. Aprendí de genética, aprendí a investigar, aprendí sobre moléculas y células, y, sobre todo, aprendí a conocer a fondo el funcionamiento del sistema inmunológico para así poder integrarlo con mi pasión: la nutrición.

Pero más allá de los tópicos y las asignaturas del máster, lo mejor fue el trabajo de investigación que logré desarrollar junto a un gran equipo de médicos e investigadores que, como yo, creían en la posible relación de la dieta con el sistema inmunológico. Abrimos así una línea de investigación preciosa sobre la alimentación y el estilo de vida y su relación con las enfermedades autoinmunes, en concreto el lupus, una de las enfermedades autoinmunes sistémicas más complejas y desconocidas hasta la fecha. Unos años después, esto dio lugar a mi tesis de doctorado, en la cual comprobamos que una alimentación mediterránea y antiinflamatoria se relaciona con un mejor pronóstico, una menor progresión y menos daño, y con una mejoría en los marcadores de inflamación en una enfermedad tan compleja como el lupus. Finalmente, había logrado plasmar y demostrar científicamente lo que desde hace años veo y sigo viendo: nuestra alimentación y nuestro estilo de vida pueden cambiar el rumbo de enfermedades crónicas e inflamatorias, y todo tiene que ver con su impacto en nuestro sistema inmunológico, el encargado de generar esa famosa «inflamación».

Hasta ahora, seguro que te habrás hecho muchas preguntas: ¿Qué tiene que ver la inflamación con el sistema inmunológico? ¿Qué tiene que ver el sistema inmunológico con las hormonas? ¿Y la microbiota qué pinta en todo esto? Resulta que todo está relacionado en nuestro cuerpo. La inflamación crónica de bajo grado es, en gran parte, el origen de muchas de las enfermedades y males de la vida moderna. Es el caldo de cultivo y una enemiga muchas veces silenciosa —yo diría que más bien es ignorada por el sistema de salud actual— que poco a poco va causando estragos hasta transformarse en enfermedades «crónicas», esa palabra a la que todos tememos.

Empecemos entonces el mágico viaje hacia el entendimiento de la inflamación, el sistema inmunológico y la microbiota, pero, sobre todo, aprendamos a reconciliarnos con ella, a entender que la inflamación de mala no tiene nada, pero que hay que mantenerla bajo control.

Para empezar a explicarte cómo empieza y cómo se manifiesta el proceso inflamatorio, me remontaré a mi infancia y así podrás ir entendiendo de dónde viene todo.

Bueno, suena como que tengo un montón de años, pero no: hoy día, en el año 2022 y mientras escribo este libro, tengo treinta y cuatro años. Nací a finales de los ochenta, una época en la que, por suerte, aún jugábamos con la tierra y donde la distracción más atractiva cuando iba en el coche con mis padres era ver los colores del resto de los vehículos o preguntar cincuenta veces durante el viaje cuánto tiempo quedaba para llegar. Aún no existían las tabletas, ni ningún dispositivo para distraerme en el camino. A decir verdad, agradezco mucho haber crecido en esos tiempos y que mis padres siempre hayan sido muy conservadores.

Además de recordar esto, no puedo dejar de pensar en mi alergia y mi asma, porque fueron dos acompañantes fieles durante al menos los diez primeros años de mi vida. Alergia al marisco, al polvo, a los ácaros, a los libros viejos, al cambio de clima, ahhh, y por si fuera poco, a múltiples medicamentos de uso común, y mi querida amiga el asma, que se solía asomar junto a la alergia y que, según mi madre, me daba más cuando «me emocionaba». Y seguro que aquí las emociones desempeñaban un papel importante, pero también desayunar todos los días un tazón de cereales de trigo con leche desnatada también tenía lo suyo; te lo contaré más adelante. Durante mi infancia eran pocos los días del año en que no vivía estornudando y con sensación de estar congestionada.

La cosa empezó a cambiar cuando fui creciendo. Parecía que iba mejorando. De hecho, de pequeña recuerdo haber visitado muchos alergólogos que le decían a mi madre que la mayoría de las alergias se «irían» con el desarrollo y la pubertad. Efectivamente, a partir de los diez años, todo fue cambiando y muchas de mis alergias quedaron en el olvido, al igual que el asma. Sin embargo, aquí viene el gran «pero»... porque fue cuando empezaron a surgir mis otros problemas.

Granos en la piel, acné, eccemas, vientre hinchado, estreñimiento e intestino irritable y retención de líquidos fueron los siguientes agregados a la lista. Cuando parecía que una cosa se había ido, aparecían otras. Y sí, ahora entiendo el porqué. No es que las alergias se vayan, sino que el sistema inmunológico va rotando, va cambiando a lo largo de la vida. El sistema inmunológico y su respuesta inflamatoria son migratorios. Y las hormonas de mi pubertad también tenían que ver con estos cambios.

Y así, de ser una niña alérgica, pasé a ser una joven con problemas digestivos y una adulta con problemas de tiroides hormonales. Diferentes enfermedades, diferentes síntomas que me han acompañado a lo largo de mi vida, y diferentes formas en las que el sistema inmunológico tan solo me estaba gritando: «Gabriela, estás inflamada».

2

LA INFLAMACIÓN

Todo lo que experimenté durante mi infancia, mi adolescencia y gran parte de mi vida adulta tenía un solo nombre: inflamación. A menudo escucho a muchas personas decirme: «Es que vivo inflamado(a)», mirando hacia abajo y posando la mano sobre el abdomen. Pensamos que la inflamación solo ocurre en el vientre y que tiene que ver con el aumento del volumen del abdomen. Pero no, la inflamación que debe preocuparte normalmente no se ve a simple vista, no genera síntomas específicos, pero sí que te hace sentir de una manera extraña casi siempre. Son esas dolencias «sin cura», «normalizadas» y «crónicas» con las que conviven la mayoría de la gente hoy en día, como las alergias, los dolores, el intestino irritable, el insomnio, la poca energía, los problemas hormonales, un estado de ánimo fluctuante y el sobrepeso.

¿Qué es exactamente la inflamación? Cuando hablamos de inflamación, nos referimos a un proceso natural, fisiológico y plenamente necesario. De hecho, todos los días generamos respuestas inflamatorias y, por tanto, nos inflamamos. La inflamación es un sistema de defensa mediante el cual tu organismo envía células defensoras del sistema inmunitario (sí, el encargado de defenderte) hacia un órgano o sistema. La inflamación sería el resultado de la migración y acumulación de células del sistema inmunológico en un órgano, sistema o sitio específico del cuerpo. Así que, en realidad, la inflamación está lejos de ser una enemiga, ya que sin ella no podríamos defendernos.

Al detectar una amenaza externa (procedente del entorno que nos rodea) o interna (proveniente de algún desajuste corporal), nuestro organismo activa y envía células del sistema inmunológico al sitio donde se requieran o donde se considere más apropiado para poder defendernos de esa aparente «amenaza». La forma más fácil de explicarlo es que cuando en la vida cotidiana tenemos un accidente, nos golpeamos o nos hacemos alguna herida, se produce en la zona un aumento del volumen o «edema», enrojecimiento, dolor... eso es la inflamación. Y la podemos ver fácilmente.

Sin embargo, si no estoy constantemente dándome golpes, ¿cómo es posible que viva inflamado? Bueno, hay muchas cosas que pueden resultar amenazantes para tu cuerpo y tal vez no las conoces todas. Además, existen dos tipos de respuestas inflamatorias o dos tipos de inflamación que te explicaré más adelante, pero antes quiero dejar bien claro cómo se produce el proceso inflamatorio y también cómo se termina o se controla.

POR QUÉ EL SISTEMA INMUNOLÓGICO NO SOLO «TE DEFIENDE»

Me encanta explicar el proceso inflamatorio haciendo símiles con el yin y el yang, luz y oscuridad, paz y guerra, blanco y negro, agua y fuego. Al final, las diferentes polaridades siempre están presentes en todos los sitios, historias y relatos, pero también se hacen evidentes en el cuerpo humano y el sistema inmunológico es así.

Ya has oído mucho hablar sobre el famoso «sistema inmunológico». Y seguro que cada vez lo escuchas más. No era tan común ni tan importante hasta hace dos años con la llegada de la pandemia del COVID. Ahora parece que todo gira en torno al sistema inmunológico: cómo fortalecerlo, cómo mejorarlo, cómo hacerlo más fuerte y más luchador... Así que seguro que pensarás, como la mayoría, que el sistema inmunológico está hecho para defendernos, o que si no te enfermas ni te resfrías ni te da nada nunca, tu sistema inmunológico debe estar funcionando perfectamente... Emmmm no... ¡ERROR!

Estar inflamado es mucho más que tener la barriga hinchada. La inflamación es un proceso celular y mediado por tu sistema inmunológico.

Y es que el sistema inmunológico no solo nos defiende, por lo que, el hecho de que nunca enfermes no quiere decir que todo esté bien. Y es cierto, la principal función del sistema inmunológico es defendernos y detectar amenazas, disparando y encendiendo fuegos por doquier. Pero, como siempre, otra parte del sistema inmunológico se encarga de la respuesta antagónica o contraria: regular o suprimir esta respuesta de defensa, apagar los fuegos con mucha agua. Y es esta parte la que suele fallar muchas veces.

Nuestro sistema inmunológico está plagado de células que se encargan de defendernos, que en inmunología se llaman leucocitos o glóbulos blancos; a estos los llamaremos «soldados». A su vez, estos soldados se subdividen en diversos grupos (neutrófilos, linfocitos, eosinófilos basófilos) y subtipos dependiendo de la amenaza que el cuerpo requiera atacar. Todos estos serían los soldados, preparados para dar guerra, atacar, eliminar y fabricar anticuerpos en contra de lo que el organismo identifique como una posible agresión.

Pero imagínate tener un sistema de defensa siempre activado, y un montón de soldados batallando o en alerta. Acabarían cansados, ¿no? Pues esto mismo pasaría en nuestro sistema inmunológico si no existieran los apagafuegos, los reguladores o los «bomberos» de la película. Como te digo, siempre existen las dos caras de la misma moneda.

Los «bomberos» también son parte del sistema inmunológico. De hecho, forman parte del cuartel de los leucocitos o glóbulos blancos, solo que han sido entrenados e instruidos para calmar, atenuar y apagar el proceso de ataque y de defensa. De hecho, en inmunología se llaman linfocitos T reguladores. Estos bomberos suelen entrar en acción después de los soldados, es decir, los soldados atacan y eliminan, mientras que los bomberos calman y hacen que todo el terreno vuelva a la normalidad. Así, el organismo vuelve a entrar en un estado de tranquilidad e interpreta que no hay nada más que hacer y que la guerra, finalmente, ha acabado.

Y cuando la guerra acaba, ¿qué pasa? Pues que todo vuelve a la normalidad. Y reinan la calma, la tranquilidad, el descanso y la regeneración. Y solo podemos regenerar, sintetizar, cicatrizar y crear nuevas células y tejidos en estado de calma. El descanso celular es clave para una buena salud.

El proceso de ataque y defensa del sistema inmunológico genera INFLAMACIÓN (proinflamatorio).

El proceso de apagar el fuego y volver a la calma atenúa la INFLAMACIÓN (antiinflamatorio).

Entonces, si se supone que la inflamación es supuestamente la «enemiga» y la razón por la que te has comprado este libro, querríamos vivir siempre en la segunda opción: apagando fuegos y volviendo a la calma, ¿no?

En realidad, tanto la respuesta de defensa como la respuesta de calma y resolución son necesarias. Sin una no podríamos defendernos de las amenazas externas, y sin la otra viviríamos siempre en defensa e inflamados.

La gran pregunta sería: entonces, si el sistema inmunológico cuenta con estos dos tipos de respuestas, totalmente contrarios o compensatorios, ¿por qué vivimos inflamados? ¿Qué está pasando para que nuestra balanza inmunológica se incline hacia la inflamación? Eso es justamente de lo que hablaremos a lo largo de este libro.

INFLAMACIÓN AGUDA Y CRÓNICA: UNA TE PROTEGE Y LA OTRA TE ENFERMA

De la inflamación aguda a la inflamación crónica

La realidad es que el cuerpo humano está hecho para inflamarse, y si no fuera por la inflamación, no podríamos defendernos de muchas amenazas externas. Sin embargo, hay un factor importante que marca la diferencia entre los dos tipos de inflamación (aguda y crónica): el tiempo.

Crónico es una palabra bastante temida por todos, sobre todo cuando hablamos de salud. Cuando hablamos de algo crónico, solemos pensar que es para toda la vida. Y sí, la palabra *crónico*, del griego *cronos* (dios del tiempo), se refiere a la presencia de un proceso «indefinido» en el tiempo. Ciertamente, la mayoría de los seres humanos experimentamos a lo largo de la vida un proceso de inflamación crónica o de bajo grado que, dependiendo de su gravedad y cronicidad, iniciará o perpetuará el desarrollo de enfermedades.

La inflamación aguda, por el contrario, no solo limita su duración a unos cuantos días o semanas, sino que, además, presenta un patrón «resolutivo» que va de más a menos, reduciendo su severidad y sintomatología en el tiempo; este proceso no suele ser muy largo y lo puedes notar fácilmente. Digamos que el cuerpo y su sistema inmunológico encienden las llamas de la inflamación, y el propio sistema inmunológico (mediante diversos mecanismos que veremos más adelante) se encarga de ir apagándolas progresivamente y de que todo vuelva a la normalidad. Así, la herida que en un principio parecía grande se va reduciendo, el dolor va cada vez a menos y la hinchazón, el enrojecimiento o el aumento del volumen se van haciendo poco a poco inexistentes.

Este tipo de inflamación, la aguda, se encuentra muy asociada a procesos traumáticos iniciados por un agente externo: un accidente o trauma que implica golpes, torceduras o heridas; una cirugía, una quemadura, etc. Si te has dado un golpe o te has caído alguna vez, has experimentado este tipo de inflamación, en la que en unos días todo vuelve a la normalidad, y en el peor de los casos puede quedarte alguna cicatriz.

En la respuesta inflamatoria crónica, esto no sucede así. De hecho, no sueles notar que estás inflamado ni reconocer el agente causal; por eso decimos que la inflamación crónica es la enemiga «invisible». A la inflamación crónica también se la suele conocer como inflamación de «bajo grado», puesto que no la notarás apenas, o no suele ser tan escandalosa y evidente como la aguda. Pero no nos confundamos: no es que la inflamación crónica sea invisible, no se note, no dé síntomas o pase desapercibida, sino que sus síntomas son tan inespecíficos y tan poco reconocidos por el sistema de salud que muchas veces se ignoran o no se atienden.

Además, la inflamación crónica suele ser el caldo de cultivo de esas enfermedades raras, crónicas y complejas, cuyo remedio suele consistir en tomar un fármaco para casi toda la vida.

ENFERMEDADES RELACIONADAS CON LA INFLAMACIÓN

- Asma y alergia (sinusitis, rinitis)
- Gastritis e intestino irritable
- Dolores de cabeza y migraña
- Enfermedades tiroideas (hipotiroidismo e hipertiroidismo)
- Resistencia a la insulina y diabetes tipo 2
- Miomas o fibromas, endometriosis y quistes en los ovarios
- Fibromialgia y fatiga crónica
- Problemas crónicos en la piel: acné del adulto, rosácea, dermatitis, psoriasis
- Hipertensión arterial y aterosclerosis
- Enfermedades autoinmunes e inflamatorias
- Enfermedades neurodegenerativas, depresión y ansiedad, deterioro cognitivo
- Sobrepeso y obesidad
- Cáncer

¿Por qué la inflamación crónica es la constante número uno en el humano moderno?

Estrés moderno, vidas aceleradas, comida rápida, alimentación cada vez más pobre en nutrientes, alimentos modificados e industriales, déficits nutricionales, sedentarismo, poco sueño y descanso, vidas sin luz solar y abuso de alcohol, fármacos, drogas y, sobre todo, antibióticos. Todo afecta y estresa a nuestro cuerpo, todo genera inflamación y todo altera nuestro ambiente celular y microbiano, nuestra microbiota.

También es cierto que gran parte de la microbiota y del funcionamiento del sistema inmunológico (y, por tanto, nuestra capacidad de inflamarnos, de padecer ciertas enfermedades o no) dependen de nuestros genes y de lo que «traemos de serie». De hecho, gran parte de la microbiota, ese conjunto de microorganismos que conviven con nosotros, es transferible de generación en generación. La microbiota del bebé se ve altamente influenciada por la vida intrauterina (la nutrición y el estilo de vida de la madre durante y antes del embarazo), así como por el tipo de alimentación que reciba los primeros años de vida (la lactancia materna es, por ello, muy importante para una buena salud de la microbiota). Lamentablemente, estamos viendo cada vez más problemas inmunológicos, alergias e intolerancias, y alteraciones de la salud a edades tempranas, y esto guarda mucha relación con el deterioro de nuestros microbios de forma transgeneracional. Sin embargo, la mayor parte de las alteraciones de la microbiota y también de las enfermedades crónicas suelen debutar con mayor ímpetu en la edad adulta, cosa que le debemos en gran parte al estrés. Por eso, aparte de nuestros genes, los hábitos a lo largo de la vida son claves y determinan la salud de nuestra microbiota, la inflamación y, en consecuencia, nuestra salud.

Si ya sabemos que la inflamación es la respuesta del organismo frente a cualquier estímulo que considere «agresivo» o «peligroso», te imaginarás que nos inflamamos cada vez que estamos expuestos a cualquier cosa que el organismo interprete como tal. Pero sobre todo permanecemos en ese estado cuando nuestro cuerpo no es capaz de contrarrestar la respuesta inflamatoria.

Por ello, la inflamación crónica sería el resultado de:

INFLAMACIÓN CRÓNICA = sobreexposición a agentes PROinflamatorios + poca exposición a agentes ANTIinflamatorios

Ahora bien, ¿te has preguntado qué cosas de las que te rodean pueden estar haciéndote daño, afectándote o siendo consideradas como un agresor y, por tanto, actuando como un agente PROinflamatorio?

3

LOS DIEZ FACTORES PROINFLAMATORIOS

LOS TÓXICOS Y LOS CONTAMINANTES

Presentes en el aire, en el agua y también en los alimentos (colorantes y aditivos químicos, pesticidas, fertilizantes), agentes y metales pesados que encontramos en materiales (plásticos, latas), edulcorantes... y, en general, todo lo que entre en tu cuerpo que no sea generado por la naturaleza o que pueda alterar su equilibrio es identificado como un agresor y, por tanto, genera inflamación.

Podría dedicar todo este libro a hablar de los tóxicos y contaminantes, pero, para ser más concreta, me centraré en los realmente importantes, o a los que estamos cada vez más expuestos: pesticidas, metales pesados, plásticos, disruptores endocrinos y algunos aditivos alimentarios (edulcorantes, colorantes y emulsionantes).

Están presentes en todos lados y, sí, toda la vida hemos estado más o menos expuestos a ellos. Digamos que, según múltiples estudios, muchos de ellos resultan «inocuos» o inofensivos en ciertas cantidades si se cuida la exposición. Actualmente, el problema central radica sobre todo en la bioacumulación, es decir, el daño que producen estas sustancias al acumularse poco a poco en nuestros tejidos, y, sobre todo, al sobrepasar la capacidad de nuestros órganos depurativos para eliminarlos. Y es que, a ciencia cierta, nadie sabe actualmente a qué grado de «toxicidad» estamos expuestos y qué nivel de toxicidad podemos aguantar. Cada vez estamos más expuestos, esa es la realidad, y cada vez sabemos más.

Múltiples estudios demuestran la relación entre ciertos contaminantes —plaguicidas, tóxicos y metales pesados— y el desarrollo de enfermedades autoinmunes e inflamatorias. Entre ellos se incluyen el tabaco y sus componentes (alquitrán, nicotina, monóxido de carbono, hidrocarburos aromáticos policíclicos y radicales libres). También se ha observado una mayor presencia de enfermedades degenerativas en personas con alta exposición a contaminantes ambientales, como aquellas que trabajan o están altamente expuestas a solventes para limpieza en seco, quitaesmaltes, pinturas, perfumes, etc. La acumulación de metales pesados (principalmente mercurio, arsénico, níquel y plomo) pueden aumentar también el riesgo de inflamación y autoinmunidad sistémica. Casi todos los estudios coinciden en que la bioacumulación, la coexposición (exposición a más de un factor) y el solapamiento son gran parte del problema.

Sin embargo, no quiero que ahora te vuelvas una persona paranoica con respecto a todo. No es tan fácil como exponernos al enemigo y desarrollar una enfermedad. Nuestro cuerpo es una maquinaria preciosa que puede lidiar muchas veces con estos factores e incluso eliminarlos a través de los órganos depurativos (intestinos, hígado, riñón, piel, pulmones). Sin embargo, la dosis hace el veneno, y por ello es importante cuidar la exposición y también cuidar nuestros órganos depurativos para que sean máquinas eficientes de eliminación. Y eso lo aprenderemos a hacer mediante el estilo de vida antiinflamatorio.

En cuanto a los pesticidas, en Europa, donde su control parece ser más «riguroso» o limitado que en otras partes del mundo como Estados Unidos, de las 276 sustancias activas comercializadas, 32 de 76 fungicidas, 25 de 87 herbicidas y 24 de 66 insecticidas se encuentran vinculados al menos a un efecto adverso: carcinogénico, trastornos hormonales y reproductivos y afectación del desarrollo.[1] Es evidente que su uso está controlado en términos de cantidad para que no llegue a producir estos efectos adversos, pero ¿cómo sabemos la dosis segura y, sobre todo, la dosis real a la que estamos expuestos? ¿Cómo sabemos qué cantidad comemos día a día? ¿Cómo escapar de ellos? Es complicado y difícil. Lo que sí es cierto es que mientras menos consumas, mucho mejor.

En mi consulta no paro de ver profundos desequilibrios que indican que estamos cada vez más intoxicados. Desequilibrios minerales en el organismo producto de la acumulación de metales pesados y, por supuesto, de una dieta pobre en minerales, así como alteraciones en la microbiota y en ciertos marcadores del hígado que nos hablan del esfuerzo que intenta realizar nuestro cuerpo para eliminar estas sustancias. Pero no siempre puede, y es ahí cuando aparecen los problemas de inflamación.

USO Y ABUSO DE FÁRMACOS

Quieras o no, estamos hablando de sustancias creadas por la industria farmacéutica, que si bien pueden salvarnos y son necesarias, no dejan de ser ajenas a la fisiología o a los mecanismos naturales del organismo. Antiinflamatorios, analgésicos o antibióticos son de los medicamentos más usados a nivel mundial. Hablaremos más adelante en profundidad de los famosos antiinflamatorios no esteroideos (AINE) porque ya verás cómo al final acaban también inflamándote, aunque su nombre indique lo contrario. Otros que no me gustaría saltarme son los antibióticos y los inhibidores de la bomba de protones (antiácidos o protectores gástricos), ambos por su efecto tan directo en la microbiota o flora intestinal.

El uso de antibióticos arrasa con las poblaciones bacterianas buenas o beneficiosas del intestino. Si bien su uso nos ha ayudado a salvar muchas vidas y a no morirnos de infecciones, es la exposición crónica de la vida moderna la que nos está generando hoy día muchos problemas. Una pregunta clave en mi consulta es: «¿Cuántos antibióticos te has tomado en tu vida?». Esto nos da una idea de la frecuencia de infecciones del paciente y, por tanto, de la vulnerabilidad de su sistema inmunitario, y también de la diversidad de su microbiota o flora intestinal. Se sabe que cuanto mayor es la exposición a antibióticos, menor es la diversidad, la riqueza y la resiliencia de las bacterias y los microorganismos que forman parte de la flora o microbiota, y por tanto, menor es la eficiencia del sistema inmunológico (recuerda que una microbiota sana es clave para un sistema defensivo eficiente). Por tanto, es muy probable que cuantos más antibióticos hayas usado a lo largo de tu vida, menos eficiente sea tu sistema inmunológico y, por tanto, exista una mayor tendencia a la inflamación y sus consecuencias.

Algo parecido ocurre con los antiácidos, mal llamados «protectores gástricos», o inhibidores de la bomba de protones (IBP), otro de los fármacos con amplio uso en la actualidad para el control de los síntomas de la gastritis (sí, otra enfermedad de causa inflamatoria), así como para evitar la irritación o las molestias del tracto digestivo. El problema no es su uso puntual y limitado (tal como debería ser), sino su utilización de forma crónica, que acaba generando desequilibrios de la microbiota intestinal y afectando a la absorción de nutrientes claves para un buen sistema inmunológico, como la vitamina B_{12}, el hierro, el folato y las vitaminas liposolubles A, D y K. El uso de IBP debería limitarse a aquellos casos en que realmente se haga necesario su uso y, siempre que se pueda, controlando los tiempos de exposición.

Cuidar la microbiota o flora intestinal es un factor clave para poder controlar la inflamación, ya que en ella se encuentra el 70 % de tu sistema inmunológico y, por tanto, esta puede intervenir positiva o negativamente en la regulación de la inflamación.

LA COMIDA MODERNA Y LOS ALIMENTOS PROINFLAMATORIOS

Se trata de productos alimentarios, sustancias mal digeridas o aquellos alimentos a los que tu cuerpo reconoce como un «agresor», o es intolerante o alérgico, o simplemente alimentos que estimulan directamente las vías de la inflamación. Seguramente habrás oído hablar de muchos alimentos proinflamatorios o supuestamente «dañinos», como el azúcar, el alcohol, los colorantes, los embutidos, las carnes rojas, las harinas refinadas, los ultraprocesados, etc. También habrás oído que algunas personas acusan de ello al trigo y al gluten, al maíz, a los lácteos y hasta al tomate, a la patata o al pimentón. Seguro que tendrás la cabeza hecha un lío y no sabrás realmente qué causa inflamación, y este será el tema que más te llama la atención.

Dedicaré un capítulo entero a la dieta, a los alimentos y a su relación con la inflamación, así que aquí no me detendré demasiado. Por ahora, te animo a seguir aprendiendo sobre la inflamación, ya que todos estos conocimientos serán claves para entender los porqués.

DÉFICITS NUTRICIONALES: CADA VEZ MÁS LLENOS, PERO MENOS NUTRIDOS

Cada vez es más común el uso de suplementos tanto en la medicina tradicional como en la alternativa. Calcio, magnesio, hierro, zinc, vitamina B_{12} y vitamina D son los nutrientes con más riesgo de déficit y que tenemos mayor necesidad de complementar mediante un suplemento.

La verdadera pregunta debería ser: ¿qué está pasando cuando aproximadamente el 88 % de la población tiene déficit de vitamina D y de magnesio?

¿Por qué la anemia, y el déficit de hierro y de vitamina B12 son cada vez más comunes?

Una vez más, los déficits nutricionales son causa y consecuencia de la inflamación, puesto que un organismo que carece de suficientes nutrientes no tendrá la capacidad de poder resolver los procesos inflamatorios. Se necesitan todas y cada una de las vitaminas y de los minerales para que el sistema inmunológico funcione bien y para resolver la inflamación. Un organismo con déficits es un organismo con estrés e inflamación.

Además, en un escenario de inflamación veremos que las necesidades o los requerimientos de nutrientes aumentan. ¡Sí!, tu cuerpo requiere casi el doble de vitamina D para poder hacer frente a un proceso inflamatorio en comparación con un organismo sano.

Los déficits nutricionales serían el resultado de:

ALIMENTOS MENOS NUTRITIVOS (suelos más pobres, crecimiento acelerado de animales, alimentos refinados y procesados por la industria)	→	**MENOR ENTRADA**
+		
MALABSORCIÓN DE NUTRIENTES (sistemas digestivos menos eficientes, microbiotas desequilibradas)	→	**MENOR ABSORCIÓN**
+		
ESTRÉS E INFLAMACIÓN CRÓNICA (aumento del consumo y de la demanda de nutrientes)	→	**MAYOR GASTO**
=		
DÉFICITS NUTRICIONALES (FALTA DE VITAMINAS Y MINERALES)		

Asimismo, hoy en día tenemos más riesgo de presentar déficits debido a los siguientes factores:

- Alimentos menos nutritivos, tanto de origen vegetal (verduras, frutas, hortalizas) como de origen animal (carnes, pescados, huevos). La mayor parte de los alimentos, los cultivos y los animales comercializados a nivel mundial crecen de forma cada vez más rápida (con un uso elevado de fertilizantes en cultivos, piensos animales, hormonas). Esto hace que se genere un mercado más productivo, pero sacrificando su calidad nutricional. No sé si lo has intentado, pero si pruebas un tomate de huerta, natural y en el que se han respetado los tiempos naturales de crecimiento frente a un tomate del súper, con un crecimiento acelerado, notarás muchas diferencias (¡el sabor no tiene nada que ver!). El primero es un tomate que ha madurado lentamente, lo cual le ha permitido absorber todos los nutrientes posibles de la tierra. Y este mismo ejemplo podemos aplicarlo a otros cultivos, e inclusive a las carnes y los huevos, que ya no se producen en las mismas condiciones.

Se ha observado que los animales criados al aire libre, que corren y que pueden comer pasto tienen membranas celulares más nutritivas, más ricas en vitaminas liposolubles (A, D, E, K) y con más contenido de omega-3. Recuerda: todo lo que comes tiene un origen, y según cómo haya crecido esa planta o animal, te aportará más o menos nutrientes. Tú te comes la planta, el animal y todo lo que ese ser vivo haya consumido en su historia de vida.

Hay otros factores que también podrían explicar esos déficits que encontramos con tanta frecuencia hoy en día. Los suelos más pobres son otro de esos factores, porque además de cultivos acelerados hoy en día se observa que los suelos donde crecen dichos cultivos contienen un perfil de vitaminas y minerales muy diferente al de hace unos años. Minerales como el selenio y el magnesio muy abundantes en los suelos y en las raíces de las plantas hoy en día escasean.

→ Otro factor, evidentemente, son los cambios en nuestra alimentación. Una alimentación proinflamatoria, rápida y rica en procesados y en alimentos refinados es una alimentación que carece de nutrientes. Por ello, siempre que alguien me viene con la frase de «es que tiene pocas calorías», yo siempre le digo lo mismo: «Deja de contar calorías. Empieza a contar nutrientes». Pues eso, deja de fijarte en las calorías que introduces en tu boca y empieza a fijarte en el poder nutricional de ese alimento. No es lo mismo mil calorías de frutas, verduras y alimentos no procesados que mil calorías de pan y chocolate. No, no es lo mismo y tampoco engorda igual.

→ Si a todo lo anterior le agregamos un desequilibrio y alteración cada vez mayor en el sistema digestivo, los intestinos y la microbiota, y teniendo en cuenta que es gracias a nuestro sistema digestivo que absorbemos nutrientes, pues vaya lío tenemos. Porque un intestino inflamado no será un intestino muy eficiente a la hora de absorber las vitaminas y los minerales que ingerimos.

- Y, por último, a todo lo anterior súmale un escenario de estrés e inflamación crónica; porque sí, un organismo estresado (que también suele estar inflamado) es un organismo cuya demanda de nutrientes será superior, es decir, necesitará más vitaminas y minerales. Pongo el ejemplo del magnesio porque se ha observado que cuanto más estrés y falta de sueño tengas, más consumo y necesidad de magnesio tendrá tu cuerpo.

Los dos primeros factores darían lugar a una menor entrada y absorción de nutrientes en el organismo, mientras que el último factor propiciaría un mayor gasto y consumo de nutrientes.

Por ello, verás que en muchos casos, además de mejorar los hábitos alimentarios, será necesaria la suplementación con vitaminas y minerales. Y, por supuesto, mejorar esa absorción. Pero de esto hablaremos al final del libro.

INFECCIONES Y ALTERACIONES DE LA MICROBIOTA

Cuando hablo de microbios y de las infecciones que algunos producen, me refiero a los virus, los parásitos, los hongos y las bacterias. Todos ellos son seres vivos presentes en la naturaleza que nos acompañan desde hace miles de años. De hecho, necesitamos de ellos para muchas cosas y para muchos procesos. Sin embargo, también compiten con nosotros para su propia supervivencia. Y parte de esa competencia se centra en deteriorar nuestra salud.

Gran parte de las infecciones que padecemos a lo largo de la vida se deben a microorganismos (bacterias, virus, hongos) que conviven con nosotros y forman nuestra microbiota. Cuando estos microorganismos están en equilibrio, nos aportan salud, nos ayudan a digerir los alimentos y también participan en procesos de regeneración celular, intervienen en el sistema inmunológico, controlan la inflamación y nos defienden de otros microorganismos patógenos. Sin embargo, cuando se desequilibran, generan enfermedades. Este estado de desequilibrio, llamado «disbiosis intestinal», o desequilibrio de la microbiota, es una de la principales causas de inflamación, porque en ella ocurre un proceso infeccioso en el que ciertas poblaciones de microbios cobran fuerza y crecen de forma desproporcionada, de modo que generan problemas digestivos e inflamatorios en el tracto digestivo (gastritis, colitis), respiratorio (faringitis, bronquitis) o genitourinario (cistitis, prostatitis, vaginosis, candidiasis). Recuerda: no hay que tener miedo a los microbios, pero sí a su desequilibrio. Más adelante profundizaremos en la disbiosis intestinal y las infecciones, así como en su relación con la inflamación.

EL ESTRÉS MODERNO, PSICOLÓGICO Y EMOCIONAL

Aquí me extendería un buen rato, pues es uno de los estímulos más proinflamatorios a los que estamos expuestos hoy en día, cuando las cargas de estrés son cada vez más elevadas. Bien dicen los expertos en el área que gran parte del estrés moderno y de las causas de sufrimiento del ser humano está en querer controlar lo incontrolable. El futuro, las emociones y los demás seres humanos son sencillamente incontrolables. Vivir en el control, en la lucha, en la no aceptación del presente nos hace estar profundamente desconectados y desnutridos a nivel personal y espiritual.

La vida y la sociedad moderna, así como las demandas del entorno, nos hacen estar cada vez más anclados en el pasado (sufrimiento y culpa) y ocupados en el futuro (miedo y ansiedad), cada vez más alejados del presente, cada vez más alejados de la naturaleza, cada vez más alejados de nuestra misión como seres humanos, de estar en el aquí y en el ahora. El estrés crónico de la vida moderna se asocia a un aumento de los neurotransmisores y las hormonas asociadas al estrés (adrenalina, cortisol, noradrenalina, histamina, insulina), los cuales tienen un efecto directo en el sistema inmunológico y también afectan a la salud de nuestra microbiota.

De hecho, una de las preguntas más frecuentes que me hacen es: «¿Qué crees que es más importante, arreglar el estrés o la alimentación? Si tuvieses que elegir entre arreglar uno de los dos, ¿por cuál empezarías?». Y sí, muchas veces pienso que el estrés crónico es tanto o más importante que la comida a la hora de mejorar un problema inflamatorio. Porque un organismo estresado no es capaz de pensar bien ni de tomar buenas decisiones, ni tampoco de dedicarse tiempo y autocuidado, ni de elegir bien a la hora de comer. De hecho, muchos pacientes acuden a la consulta con ganas de que les demos una dieta y así arreglar sus problemas de salud cuando tienen una vida patética, viven de forma rápida, no duermen bien, tienen trabajos y relaciones que no les hacen felices y, además, no se toman tiempo para descansar ni para conectar con lo que realmente sí quieren, aunque es muy probable que ni lo sepan. Y es aquí donde cabe la pregunta de: «¿Y cómo quieres encontrarte bien viviendo así? ¿De verdad crees que empezar una nueva dieta cambiará tu vida?». En la mayor parte de los casos, si no se hace un cambio global del estilo de vida, es muy probable que la dieta dure unas horas, unos días o unas semanas... y así volveremos de nuevo a entrar en esta dinámica tan compleja, en la que vivimos cada vez peor y más inflamados.

Como ves, el estrés crónico no solo afecta tu sistema inmunológico de forma directa, sino que también lo hace de forma indirecta, afectando el tus decisiones diarias e impactando negativamente en tu dieta y el resto de estilo de vida. Por ello, a la hora de abordar un problema inflamatorio, hormonal, digestivo y autoinmune es sumamente necesario plantear un abordaje integral.

TRASTORNOS DEL BIORRITMO Y ALTERACIONES DEL SUEÑO: VIVIR DE DÍA CUANDO ES DE NOCHE

El biorritmo, o ritmo circadiano, se refiere a los distintos cambios (físicos, mentales, energéticos conductuales) que experimentamos durante un ciclo de veinticuatro horas. El biorritmo se rige principalmente por la presencia de luz u oscuridad, y nos afecta igual que al resto de los seres vivos, incluyendo plantas, animales, microbios del entorno y también nuestros propios microbios (microbiota). Por ello, estamos preparados y tenemos más energía para ejecutar ciertas funciones durante el día, mientras que conforme desciende la luz, los procesos del organismo cambian y nuestra energía baja. Por eso no es normal eso de que seas «muy nocturno», de que tengas «más energía por las noches que por las mañanas» o que te despiertes «muy muy cansado».

Los trastornos del ritmo circadiano van muy en línea con el estrés, ya que cuando estamos estresados, nuestro biorritmo y nuestra capacidad de descanso nocturno se ven profundamente deteriorados y podemos tener alteraciones del sueño (insomnio), o nos podemos despertar con la sensación de no haber descansado absolutamente nada. Despertarte con energía y ganas es sinónimo de bienestar y debería ser «lo normal».

Las alteraciones del biorritmo son causa y consecuencia de la inflamación, ya que, cuando estamos inflamados, nuestro cuerpo entra en estado de «estrés» al sentirse amenazado. Las hormonas y los neurotransmisores que intervienen durante el estrés (cortisol, histamina, adrenalina, noradrenalina) compiten e influyen negativamente en aquellos que permiten el descanso, el bienestar, la relajación (melatonina, ácido gamma aminobutírico o GABA, serotonina) y, por tanto, un estrés sostenido o la inflamación crónica pueden conllevar alteraciones del ritmo circadiano o biorritmo. De igual forma, la alteración del biorritmo por causas externas (dormir mal, trabajos nocturnos, viajes, poca exposición a los rayos del sol) alimentaría el círculo vicioso del estrés y la inflamación, y actuaría como un factor que contribuye a un estado de inflamación crónica.

EL ESTRÉS FÍSICO: TE HACES DAÑO Y LO SABES

Aquí incluimos cualquier estímulo externo que represente una ruptura de tejidos o un cambio brusco e importante en la homeostasis o equilibrio de nuestro cuerpo: accidentes, caídas, abrasiones, torceduras, esguinces, contusiones, cortes, pinchazos, fracturas, cirugías o inclusive el ejercicio físico muy extenuante (por ruptura de fibras musculares).

Existen otras fuentes de estrés físico que derivan de cambios en los factores externos (temperatura, humedad, presión atmosférica, estaciones, radiaciones ultravioletas) que también generan estrés en nuestro cuerpo. ¿A quién no le ha pasado que tras los cambios de tiempo suele amanecer con mocos o dolor de cuerpo?

También hablamos de estrés físico cuando experimentamos cambios bruscos en nuestra ingesta calórica, ya sea por exceso (exceso de comida o atracones) o por defecto (hambruna, ayunos o déficit nutricional). ¿A quién no le ha pasado que después de una buena comilona se siente hinchado o retiene más líquido? De igual forma, el ayuno o los períodos de hambre también generan inflamación y estrés. Si eres de los que practica ayuno intermitente o te gusta ayunar, te preguntarás si está bien lo que estás haciendo. En la mayor parte de los casos sí, puesto que se trata de ayunos cortos que pueden resumirse en horas, y aunque existen ayunos largos de un par de días que también pueden generar un aumento de las hormonas del estrés y la inflamación en el organismo, esto sería un proceso de corta duración y de fácil resolución que, por otro lado, traería otros beneficios.

No es tan malo someter al organismo a algo de estrés, a algo de frío, a algo de hambre, a algunos cambios... Más bien, esto puede resultar beneficioso en muchos casos para desactivar a los soldados. Un ejemplo que traigo a colación es el método Wim Hof, o la inmersión del cuerpo en agua a temperatura muy baja, una alternativa terapéutica que personalmente he practicado y aplicado en mis pacientes. Consiste en sumergirte durante al menos tres minutos en una tina muy fría (con hielos), o si vives en zonas de frío, podría ser el mar o algún lago helado. Las investigaciones han observado que al administrar una bacteria a varios sujetos, la respuesta inmunológica cambia completamente en aquellos que practicaban el método Wim Hof.[2] Esto se debía a la presencia del cortisol, hormona del estrés que actúa suprimiendo la respuesta inmunitaria (inhibe a los soldados principalmente) y evitando así la presencia de la sintomatología inflamatoria que traería la bacteria: fiebre, dolor de cabeza o escalofríos.

Por supuesto, hay un margen estrecho entre lo que es el estrés «bueno» y lo que es el estrés «crónico». Un poco de estrés está bien, pero mucho estrés hará que tu sistema inmunológico se deprima y, por tanto, no tengas respuesta de defensa, y eso tampoco es bueno en absoluto.

Por suerte, en la mayor parte de los casos, los estímulos que producen el estrés físico no suelen presentarse por tiempos muy prolongados, por lo que tienden a generar una inflamación de tipo aguda, es decir, de corta duración y de rápida resolución a corto o medio plazo. Y a este estímulo se le llama «hormesis» porque nos permite a los seres humanos realizar adaptaciones beneficiosas para sobrevivir a una situación amenazante del medio que nos rodea. Es una estimulación producida por el estrés en dosis bajas, que realmente resulta beneficiosa, como el método Wim Hof.

Este tipo de factores (hambre, ayunos, accidentes, torceduras, cirugías), al ser normalmente de corta duración, no suelen ser los que están detrás de la inflamación crónica. Si los incluyo aquí, es porque sí que existen casos en los que la herida o el trauma no sana tan rápidamente, y pueden convertirse en un factor que contribuye a la inflamación. O bien hay casos en que la hambruna o la ingesta excesiva de alimentos dura mucho más que unos días (por ejemplo, en los trastornos de conducta alimentaria, TCA), lo cual puede convertirse en un factor de estrés crónico. De hecho, muchos pacientes con TCA desarrollan problemas de inflamación crónica y experimentan cambios en su sistema inmune debido a estos períodos de ayunos o sobreingestas. Además, tras los procesos de trauma físico profundo (accidentes, cirugías, fracturas, golpes o quemaduras), muchas veces existen limitaciones de movimiento, aumento del estrés psicológico y emocional, más sedentarismo, poco sueño o uso de múltiples fármacos, lo cual también podría contribuir a generar un proceso inflamatorio crónico.

EXCESO DE GRASA CORPORAL Y DÉFICIT DE MÚSCULO

Aquí es necesario hacer ciertos matices, porque, sí, tener un exceso de grasa corporal y, sobre todo, tener un déficit de masa magra o músculo aumenta los niveles de inflamación.

Tengamos en cuenta que el exceso de grasa corporal no es sinónimo de obesidad. La obesidad es un concepto que se ha estigmatizado muchísimo y cuyo diagnóstico se basa en la relación entre el peso corporal y la estatura, establecido por la Organización Mundial de la Salud (OMS). Sin embargo, muchos profesionales coincidimos hoy en día en que no es un tema de peso, sino un tema de grasa corporal y, sobre todo, de déficit de músculo. Por eso, el hecho de estar «gordito» o «gordita» no necesariamente va a inflamarte, a menos que tus niveles de grasa corporal sean realmente excesivos y carezcas de masa muscular.

Puedes tener un peso elevado o superior a «lo normal» para tu estatura, pero tener niveles de grasa dentro de la normalidad. De hecho, esto es muy común en personas que tienen una masa ósea, muscular o magra importante. De igual forma, me he encontrado a lo largo de mi experiencia profesional a muchas personas aparentemente delgadas pero con niveles de inflamación importantes porque tienen exceso de grasa y, sobre todo, déficit de músculo.

Por eso, de hoy en adelante, más que fijarte en tu peso, quiero que te fijes en la proporción del mismo: ¿cuánto es músculo y cuánto es grasa? Es esta relación la que nos puede dar mejores pistas sobre tu estado de salud.

Si eres mujer, lo ideal es que tu porcentaje de grasa sea inferior al 35 % y que la circunferencia de la cintura sea inferior a 80 centímetros.

En los hombres, el porcentaje de grasa debería ser como máximo del 22 % y su circunferencia de la cintura debería ser inferior a 94 centímetros.

La razón crucial por la que la grasa es un factor que contribuye a la inflamación es porque se ha visto que el tejido adiposo (donde se almacena la grasa) es un tejido metabólica e inmunológicamente activo, capaz de secretar adipoquinas, un tipo de proteína que envía mensajes al sistema inmunológico para multiplicar la inflamación. La buena noticia es que mientras que el exceso de grasa corporal y el tejido adiposo generan sustancias inflamatorias y perpetúan la inflamación, la masa magra o muscular produce sustancias antiinflamatorias que nos ayudan a disminuirla. Por tanto, incluso si tienes cierto exceso de grasa, contar con una buena masa muscular actuará a tu favor y reducirá el riesgo de inflamación.

Asimismo, el aumento de los niveles de grasa corporal convierte el tejido graso en un tejido «insulinorresistente», o resistente a la insulina; por ello, cuanta más grasa corporal tengas, más posibilidades habrá de que la insulina no pueda funcionar eficientemente y el cuerpo acabe secretando cada vez más. La insulina es la hormona que permite que la glucosa (el azúcar en sangre) entre en tus células, por lo que si la insulina no funciona bien, la glucosa se mantendrá alta. Así, nos encontraremos con un escenario de síndrome metabólico con altos niveles de grasa, insulinorresistencia, colesterol y triglicéridos altos, que en muchos casos puede derivar en males mayores como la diabetes tipo 2, la enfermedad renal, etc. Y aunque todo esto es una realidad fisiológica y científicamente comprobada, también es cierto que el enfoque de la nutrición centrada solamente en el peso debe cambiar. La grasa es solo uno de los diez factores proinflamatorios, de modo que al tratar a un paciente con sobrepeso o exceso de grasa debemos ir más allá de decirle que debe perder peso y contemplarlo desde un punto de vista integral. De esto hablaremos más adelante.

SEDENTARISMO O FALTA DE MOVIMIENTO: LA ADICCIÓN A LA SILLA Y AL SOFÁ

Llámalo ejercicio, llámalo actividad física. Somos seres programados para movernos. No existe salud sin movimiento.

Muchos pacientes llegan a la consulta inflamados, adoloridos y, además, cansados y «sin energía», y, por supuesto, no se mueven. «Pero, doctora, es que vivo cansado (o cansada), así no puedo moverme, no tengo ganas de nada.» Ya lo sé, y uno de los grandes signos de un organismo desequilibrado e inflamado es la falta de energía, la fatiga muscular y el cansancio profundo.

Pero, ¿sabes qué?, el movimiento es necesario para poder producir energía. Las mitocondrias son la parte de la célula que genera la mayor parte de la energía necesaria para activar las diferentes reacciones que se generan en tus células y tejidos. Y lo hacen mediante la producción de trifosfato de adenosina (ATP), la molécula que permite la obtención de energía celular. En el ser humano, la degradación del ATP produce la energía suficiente para que se permita la contracción de las fibras musculares y que, por tanto, tu cuerpo tenga energía para moverse. Esto ocurre normalmente en un escenario de salud mitocondrial.

Pero si las mitocondrias son defectuosas, las células no tienen suficiente energía. Esto es lo que se conoce como disfunción mitocondrial, y explica por qué muchas personas no tienen energía para ejercitarse. Y es que la inflamación crónica, por sí misma, genera cambios y daña nuestras células y mitocondrias, impidiéndote tener energía para practicar ejercicio.

Volvemos a lo mismo: ¿qué fue primero, el huevo o la gallina? ¿El sedentarismo lleva a la inflamación, o más bien la inflamación y la baja energía llevan al sedentarismo?

El ejercicio físico se ha vinculado a un descenso de la inflamación por varios factores: una mejora en la resistencia a la insulina, un aumento del gasto calórico, un aumento del peristaltismo o tránsito intestinal (reduce el estreñimiento y hace tus digestiones más rápidas y ligeras), una mejora del estrés oxidativo y de tus mitocondrias (mejor salud mitocondrial y menor envejecimiento de tus células) y, además, últimamente se estudia mucho su papel beneficioso en la microbiota intestinal y en el sistema inmunológico. Todo es un *win-win* con el ejercicio.

Sin embargo, es muy común encontrarnos con pacientes inflamados que no tienen nada de energía para moverse por múltiples causas: disfunción mitocondrial, alteraciones hormonales que llevan a la falta de dopamina y cortisol (fatiga suprarrenal), problemas digestivos, articulaciones doloridas, etc. Por tanto, se muestran sedentarios y perpetúan esa inflamación.

Si no te mueves, no podrás producir energía ni podrás controlar la inflamación. Y si no controlas la inflamación, esta acabará afectando a tus hormonas, a tu digestión, a tus células y a tus mitocondrias, por lo que la salud de tus sistemas inmunitario, metabólico y mitocondrial irá en declive. Por tanto, movernos es necesario para una buena salud, para poder tener energía y para ser capaces de controlar la inflamación.

Ahora te estarás preguntando: ¿Y si cumplo con varios de estos factores? ¿Significa que estoy inflamado?

En un contexto o estilo de vida proinflamatorio en el que reinen todas estas condiciones y situaciones, el sistema inmunológico y sus células mediadoras de la inflamación (linfocitos, mastocitos, eosinófilos, etc.) reaccionarán, se activarán y migrarán hacia el sitio o la localización para intentar reparar y solucionar el estímulo que genera la inflamación. Se activarán para intentar atacar al supuesto «agresor». Y esto no está tan mal, porque nos permite defendernos. Pero, sin duda, aquí cabe mencionar la expresión de que «la dosis hace el veneno». La cantidad de estímulos a la que estás expuesto más el tiempo de exposición marca la diferencia.

¿A cuántos estímulos expones a tu organismo? ¿Durante cuánto tiempo los expones? ¿Cómo es de eficiente tu cuerpo a la hora de controlar a los soldados (la inflamación) y poner en marcha a los bomberos (los mecanismos antiinflamatorios)?

Si la cantidad o la gravedad del estímulo es considerable, se generará una fuerte respuesta inflamatoria. Y si la cantidad o la gravedad del estímulo es tanta que supera la capacidad de tu cuerpo de poner en marcha los mecanismos de compensación o antiinflamatorios, la inflamación no podrá ser controlada y probablemente tendremos un problema inflamatorio. Si esta respuesta inflamatoria es importante o se prolonga en el tiempo, pueden generarse enfermedades inflamatorias (casi todo lo que termine en «-itis»). Y en los casos más graves, esto puede desembocar en enfermedades crónicas, degenerativas y autoinmunes; sí, esas que están acabando con el 75 % de la población mundial.

4

LA INFLAMACIÓN EN EL SISTEMA MÉDICO ACTUAL: UNA GRAN DESCONOCIDA

Lamentablemente, el sistema de salud y la medicina moderna no se enfocan en la prevención ni en la detección de síntomas tempranos, sino más bien en el tratamiento de individuos que ya están enfermos. El problema de la inflamación crónica es que, por lo general, no es detectable en un análisis de rutina; de hecho, tus pruebas pueden estar perfectas, aunque tú notes que en tu cuerpo algo no va bien. Te encuentras todo el día cansado, retienes líquido o cambias de peso rápidamente, tu colon se vuelve irritable, te duele la cabeza, la fatiga se vuelve tu mejor amiga, despertarte por las mañanas se vuelve un suplicio, y los dolores de cuerpo no te dejan vivir. Pero sobre el papel todo está bien, tus análisis están perfectos y tu médico te dice que simplemente puede ser que estés muy nervioso.

Siempre digo que la inflamación crónica no te matará, al menos no de forma inmediata, pero sí que afectará y mermará muchísimo tu calidad de vida. A largo plazo podría derivar en enfermedades crónicas. Y llámame loca, pero yo preferiría vivir cuarenta años de salud que vivir ochenta sintiéndome mal.

En este libro hablaremos de la inflamación como agente causal de enfermedades y de cómo combatirlas a través de una alimentación y un estilo de vida antiinflamatorio. Pero antes de abordar todo esto: ¿a qué te suena la palabra «antiinflamatorio»? Posiblemente, a alguna pastillita de color blanco que conocemos desde pequeños, que casi siempre te receta el médico, pero que a veces puedes tomar hasta sin receta, porque lo toma todo el mundo... Te estoy hablando del conocido «ibuprofeno», aunque también hay otros que pueden usarse, como el naproxeno, la aspirina, el diclofenaco o el ketoprofeno. Todos forman parte de los fármacos antiinflamatorios no esteroideos (AINE), que te quitan el dolor menstrual, el de cabeza y el de cuerpo, que «alivian» la inflamación, que te hacen sentir bien, pero que en realidad te pueden estar inflamando más de lo que crees.

LA VERDAD SOBRE LOS ANTIINFLAMATORIOS: EL IBUPROFENO NO DESINFLAMA, TE INFLAMA

¿Cuántos antiinflamatorios has tomado en tu vida? Espero que no demasiados, o no demasiadas veces al menos, porque lo que te contaré hoy es que NO, no son tan antiinflamatorios como piensas. De hecho, más bien pueden aumentar tu inflamación.

Te explico: los famosos AINE apagan o disminuyen la inflamación porque inhiben una enzima llamada ciclooxigenasa (COX), lo que a su vez impide que se sinteticen unas sustancias llamadas prostaglandinas, las encargadas de producir la sensación de «dolor», así como los tromboxanos, que aumentan la vasoconstricción (lo que ralentiza la circulación de la sangre) y la agregación plaquetaria, gracias a lo cual cicatrizamos y coagulamos. Las prostaglandinas y los tromboxanos son importantes mediadores del proceso inflamatorio y son los responsables de las manifestaciones clínicas de la inflamación. Precisamente aumentan para que tengas dolor, entres en alerta y, además, coagules más rápido y mejor, y así reparar el daño que pueda estar atravesando tu cuerpo. Porque recuerda, gracias a la inflamación, reparamos los daños.

Hasta ahora todo suena muy bonito, pero estudios recientes han demostrado que, al igual que los AINE son muy efectivos para disminuir la inflamación, pueden generar un efecto rebote.[3] Esto es muy común y se ha visto, por ejemplo, en la migraña, en la que se observan los famosos dolores de cabeza «de rebote» tras la continua toma de analgésicos y antinflamatorios.[4] En otras palabras, los mismos medicamentos que inicialmente te quitan el dolor pueden desencadenar e inclusive exacerbar la percepción y la escala del dolor *a posteriori*, sobre todo si se usan con demasiada frecuencia.

CICLOOXIGENASAS, ENZIMAS CLAVE EN EL PROCESO INFLAMATORIO

Siguiendo con el tema de las enzimas COX, te hablaré un poco de ellas y de la acción de los antiinflamatorios. En la década de 1990 se descubrió que existen dos formas de la enzima ciclooxigenasa: COX-1 y COX-2. Realmente, la COX-2 es la responsable del dolor periférico y la inflamación. Mientras que la COX-2 se encuentra principalmente en los sitios de inflamación, la COX-1 está presente en la mayoría de los tejidos de nuestro cuerpo. Además, la COX-1 es muy importante para el sistema digestivo; de hecho, ayuda a mantener la salud de la mucosa, el tejido que reviste el estómago y los intestinos, y los protege de la entrada de patógenos y del efecto «irritativo» del ácido estomacal. Además, la COX-1 también participa en la función renal y plaquetaria.

Tanto la COX-1 como la COX-2 producen las prostaglandinas, que contribuyen al dolor, la fiebre y la inflamación. Pero dado que la función principal de la COX-1 es proteger el estómago y los intestinos y contribuir a la coagulación de la sangre, el uso de AINE comporta múltiples efectos secundarios.

Además del efecto rebote, el uso de AINE genera efectos negativos a nivel gastrointestinal, y podría ser un exacerbante o un factor causal de otras enfermedades, como la gastritis, las úlceras gastrointestinales e incluso alteraciones de la flora o «microbiota» intestinal. Hablaremos sin duda de ella, porque en esta microbiota encontramos cerca del 70 % del sistema inmunológico y, como ya sabes, el sistema inmunológico es el encargado de controlar la inflamación.

Con todo lo que ya te he explicado podrás entender que los AINE no son la mejor opción para controlar tu dolor y que en realidad no tienen mucho de «antiinflamatorios». Sin embargo, también debo dejar claro que deben usarse en muchos casos, sobre todo en momentos en los que la inflamación aguda se sale de control. La medicina tradicional no es mala, pero hay que saber usarla. Y de ningún modo los AINE deberían ser el tratamiento de elección para tratar tu dolor crónico, tu migraña, tu dolor menstrual o tu malestar, ya que a largo plazo no harán más que incrementar el dolor, y en el peor de los casos acabarán destruyendo la salud de tu sistema digestivo, deteriorando tu microbiota y, en consecuencia, agravando toda la inflamación.

5

CONOCER TU SISTEMA INMUNOLÓGICO: LA CLAVE PARA ENTENDER LA INFLAMACIÓN

Tal y como hemos visto hasta ahora, las respuestas inflamatorias se generan gracias a la activación del sistema inmunológico y a los famosos «soldados» del sistema inmunitario, que no son más que parte de su ejército de células defensoras.

Hasta ahora hemos visto que la inflamación en sí no es mala, porque realmente es la que nos permite defendernos. Y hasta ahí todo bien. Entonces ¿por qué se dice que la inflamación genera enfermedades? Antes de hablarte de los tipos de inflamación y de por qué la inflamación crónica es realmente el problema, necesito profundizar un poco en otros aspectos del sistema inmunológico.

El sistema inmunológico tiene dos tipos de respuestas celulares: la respuesta inmunitaria innata (primitiva y reactiva; yo diría que es la que actúa por impulso) y la respuesta adaptativa (un poco más evolucionada, lenta, pero muy precisa; más racional).

LA RESPUESTA INMUNITARIA INNATA

La respuesta inmunitaria innata es nuestra primera línea de defensa, la que permite impedir que entren materiales dañinos a nuestro cuerpo. La respuesta inmunitaria innata actúa como una especie de barrera para evitar la entrada de cualquier sustancia, microorganismo o material a nuestro cuerpo.

Forman parte de la respuesta inmune innata los siguientes elementos:

→ **La piel, las mucosas, el epitelio que recubre ciertos órganos y sistemas (intestinal, reproductivo, bronquios, etc.) y el moco (intestinal, respiratorio y vaginal).** Esto forma parte de las barreras físicas de la inmunidad innata.

→ **La acidez de los fluidos, o pH,** una barrera química bien conocida que protege de la entrada de posibles microorganismos. Un ejemplo fácil de entender es la acidez de nuestro estómago y nuestros jugos gástricos: un pH de 1,2-3 (muy muy ácido) permite neutralizar bacterias y microorganismos que puedan resultar amenazantes y prevenir infecciones gastrointestinales.

→ **Las enzimas presentes en fluidos corporales y en la sangre.** Las enzimas son proteínas que ayudan a realizar cambios específicos en todo nuestro cuerpo. Actúan como ayudadores o catalizadores de procesos. En los fluidos corporales (saliva, lágrimas, moco), en el tracto digestivo y en la sangre encontramos enzimas que nos ayudan, por ejemplo, a descomponer los alimentos y los nutrientes que consumimos para que el cuerpo los pueda utilizar eficientemente, pero también ayudan al sistema inmunológico innato a realizar múltiples funciones de defensa.

→ **La microbiota,** a través de su flora comensal, que establece un puente y participa en la inmunidad innata y adaptativa, así como en la fabricación de sustancias (proteínas, enzimas, moco) que, como has visto, tienen una importante participación también en las respuestas de defensa innata.

→ **Las células del sistema inmunológico,** principalmente los glóbulos blancos (neutrófilos), los macrófagos (células que fagocitan o tragan posibles patógenos y enemigos) y las células dendríticas, que actúan como puente para activar el sistema inmunitario adaptativo.

La respuesta inmunitaria innata es rápida y reactiva. Cualquier sustancia o microorganismo que tu cuerpo identifique como un agresor pasará primero por los filtros de la inmunidad innata. Todo lo que entra en nuestro cuerpo suele entrar por la piel o bien por el tracto digestivo (boca), por el tracto respiratorio (nariz) o por el tracto genitourinario (genitales). De esta forma, al entrar cualquier posible agresor, se activa la inmunidad innata que está presente en la piel y en las mucosas. Afortunadamente, la evolución humana ha cuidado muy bien los sitios de entrada de nuestro cuerpo, dotándolos de este gran sistema de defensa.

Y ahora me dirás: ¿qué son las mucosas? ¡Muy fácil! Todo sitio de tu cuerpo donde haya moco y secreciones. Y no, no es solo la nariz. Tenemos moco en el tracto digestivo (por eso tus heces pueden tener moco), tenemos moco en la vagina y también fluidos en los genitales masculinos que, además de permitir la lubricación, tienen un papel de defensa ante posibles agentes infecciosos. Y, por supuesto, también tenemos moco en el tracto respiratorio (ese ya es más evidente); cada vez que estornudamos y tosemos, lo vemos fácilmente. Hay otros sitios donde tenemos otro tipo de fluidos (no tan mucosos), pero que también cumplen la misma función; por ejemplo, en los ojos, donde a diario producimos secreciones que permiten la lubricación y también la defensa del ojo.

Haz las paces con tus mocos y tus mucosas

El moco o casi cualquier secreción o fluido (lágrimas, saliva, flujo) que esté naturalmente presente en nuestro cuerpo tiene una función importantísima: atrapar microorganismos posiblemente patógenos y también sustancias o cualquier tipo de agresor que pueda resultar amenazante o que pueda generar algún daño a nuestro cuerpo. Cuando hablamos de «patógenos», me refiero a cualquier microorganismo o agente infeccioso que pueda generar enfermedades (virus, bacterias, hongos y parásitos, principalmente), pero quiero que sepas que no solo se trata de patógenos y microorganismos. Por eso te hablo de agresores en general, refiriéndome a cualquier sustancia a la que el sistema inmunológico pueda reaccionar y, por tanto, cualquier sustancia potencialmente «inflamatoria».

El moco permite la eliminación y la expulsión rápida del posible agresor o patógeno; además, posee un nivel de acidez que actúa neutralizando estos agentes invasores. También permite atrapar ciertos agresores para que las células del sistema inmunológico innato puedan acceder más fácil a él, procesarlo y generar respuestas adaptativas. Asimismo, el moco actúa como una barrera de protección y lubricación para que el tejido (mucosa) no se vea afectado por cualquier cambio externo (temperatura, humedad, roce, etc.).

Por eso, en momentos en que el clima cambia, cuando hace más frío o cuando hueles un perfume muy fuerte, produces más moco o estornudas. También cuando tienes una infección vírica o bacteriana estornudas y toses, y generas más moco. Igualmente, si tienes algún tipo de infección digestiva o gastroenteritis, tus heces pueden tener más moco de lo normal.

De esto se trata en gran parte cuando hablamos de inmunidad innata e inmunidad de las mucosas. Por cierto, es en las mucosas donde habita principalmente la microbiota o flora intestinal, ese conjunto de microorganismos en el que se concentra cerca del 70 % del sistema inmunológico. Así pues, la inmunidad innata es más extensa y compleja que la inmunidad adaptativa, que es más específica y pequeña. Te hablaré ahora de la inmunidad adaptativa para que luego profundicemos un poco más en la inmunidad de las mucosas y, sobre todo, en la microbiota intestinal.

LA RESPUESTA INMUNITARIA ADAPTATIVA O ADQUIRIDA

Al sistema inmunológico no le bastó un solo tipo de respuesta rápida y neutralizadora, sino que a lo largo de la evolución humana ha creado y perfeccionado un sistema de defensa más lento pero preciso: la respuesta inmune adaptativa o adquirida.

La inmunidad adaptativa o adquirida, como su nombre indica, es una inmunidad que adquirimos y vamos adaptando a lo largo de la vida en función de los estímulos que recibimos. Es un tipo de respuesta más lenta, pero específica para cada agresor o patógeno. Además, cuenta con la gran capacidad de crear memoria, es decir, de crear una reserva de células que recuerdan al posible agente agresor, para que, si en otra ocasión vuelves a exponerte al mismo, la respuesta de ataque del sistema inmunológico sea aún más rápida y eficiente. Este tipo de respuesta adaptativa cuenta entonces con un ejército formado principalmente por los linfocitos, una parte de los glóbulos blancos, los cuales tienen la capacidad de dividirse en muchos subtipos según el trabajo o el agente agresor que hay que eliminar, con lo cual son bastante específicos.

Existe un puente muy importante entre la inmunidad innata y la inmunidad adaptativa. De hecho, ciertas células de la inmunidad innata, como los macrófagos y las células dendríticas, atrapan a los agresores o patógenos (que en inmunología se llaman «antígenos») y se los llevan a los soldados de la inmunidad adaptativa. Por eso a los macrófagos y a las células dendríticas se les llama «células presentadoras de antígenos». Una vez reconocido y presentado el antígeno, la inmunidad adaptativa cuenta a su vez con dos formas de actuación: la inmunidad celular y la inmunidad humoral.

En la inmunidad adaptativa celular, mediada principalmente por los linfocitos T, encontramos diversos subtipos de células:

→ **Linfocitos T citotóxicos o Cd8+:** son de los más rápidos y eficientes dentro de lo «lenta» que es la inmunidad adaptativa. Atrapan y destruyen rápidamente células extrañas, células cancerosas o tumorales, y células infectadas por virus.

→ **Linfocitos T cooperadores, T helper o CD4+:** a diferencia de los citotóxicos, que son células efectoras y rápidas, los linfocitos T CD4 son células ayudadoras que dirigen el ataque contra las infecciones. Su característica principal es que, al activarse, secretan «citoquinas», que no son más que proteínas que actúan como intermediarios, llevando el mensaje a otras células y activándolas. De esta forma, los linfocitos T cooperadores actuarían como amplificadores de la respuesta inmunológica y, por tanto, de la inflamación. Principalmente permiten la activación de otras células como los linfocitos B (parte de la inmunidad humoral), los cuales se encargan de la producción de anticuerpos.

En la inmunidad humoral, sin embargo, actúan más bien los linfocitos B, que, al reconocer el antígeno, se convierten en células productoras de anticuerpos. Los anticuerpos son proteínas específicas que neutralizan al agresor o patógeno y que, además, generan memoria. Es decir, existe un reservorio de linfocitos B y anticuerpos que ya estarían entrenados para que, si volvemos a estar expuestos a la misma sustancia, la respuesta sea más rápida y eficiente.

Ambos tipos de inmunidad adaptativa (celular y humoral) y sus soldados (linfocitos T y B) trabajan de manera coordinada y secuencial para ser lo más eficientes posible y así lograr eliminar el supuesto agresor o la eventual amenaza.

Las citoquinas: mensajeras de los soldados y encargadas de amplificar la respuesta inflamatoria

Las respuestas inmunitarias innatas y las adaptivas o adquiridas se producen debido a que sus células o soldados se comunican estrechamente entre sí gracias a las citoquinas, mensajeras que llevan información entre célula y célula.

Las citoquinas no solo actúan como mensajeras, sino que también cuentan con mecanismos para amplificar o aumentar la respuesta inmunológica o inflamatoria, pero también desactivarla, según el trabajo que se requiera y las órdenes que se reciban.

Muchas de ellas pueden medirse en sangre, lo cual nos permite conocer en qué estado se encuentra nuestro organismo. De hecho, más adelante te diré cómo podemos reconocer la inflamación en un examen de laboratorio.

En un estado de defensa o de inflamación puede producirse la activación de ciertas citoquinas, como el factor de necrosis tumoral alfa (TNF-α), los interferones, y algunas interleuquinas, como IL-8, IL-6 o IL-12. Hay otras citoquinas que actúan disminuyendo la inflamación o el ataque, como IL-10, IL-4 e IL-13, y factores de crecimiento como el TGF-β.

Todas son importantes. De hecho, en muchos tratamientos en que se busca aumentar la respuesta inmunológica del paciente (por ejemplo, en el cáncer) se usan terapias dirigidas a aumentar los niveles de interferón. Por eso, como te he explicado desde un principio, la respuesta inflamatoria no es en absoluto mala ni dañina; es tan necesaria e importante como la antiinflamatoria. Es importante tener unos soldados preparados para la batalla. La clave será también entrenar a los bomberos, a los «apagafuegos» de la inflamación, a esos linfocitos T reguladores.

Los linfocitos T reguladores: tus aliados antiinflamatorios

Se les llama también «linfocitos T supresores», pero personalmente no me encanta este término porque, en realidad, estas células no actúan suprimiendo o eliminando la respuesta inmunológica. Actúan más bien como reguladores del sistema inmunológico.

Los linfocitos T reguladores son los «bomberos» de la película, los apagafuegos, los que controlan la respuesta inflamatoria. Y lo hacen de una forma muy inteligente, especializada y medida para asegurarse de que los «soldados» sigan siendo eficientes ante la entrada de cualquier amenaza. También se les llama los supresores o tolerativos, y este término me encanta porque es gracias a estas células que tu cuerpo desarrolla tolerancia hacia lo propio.

Y me dirás: ¿qué quiere decir eso? La tolerancia implica la capacidad de poder reconocer y aceptar. Y cuando hablamos de tolerancia a lo propio, implica la capacidad de poder reconocer y aceptar tus propias células. Por eso, gracias a los linfocitos T reguladores, tenemos la capacidad de poder reconocer nuestras propias células para así evitar que nuestro sistema inmunológico las ataque.

De hecho, una de las características principales de las enfermedades autoinmunes, así como de las inflamatorias, es la pérdida de tolerancia a lo propio, lo cual genera entonces el «autoataque» y, por tanto, la autodestrucción e inflamación de órganos o sistemas de nuestro organismo.

Ya imaginarás entonces que lo que ocurre en gran parte de las enfermedades inflamatorias y autoinmunes es un fallo en la acción de los linfocitos T reguladores, los bomberos de la película, que al no actuar de forma eficiente, dan lugar a una hiperactivación del resto de las células de ataque y de inflamación (soldados), y el resultado termina siendo nefasto.

Los linfocitos T reguladores tienen dos actividades esenciales:

- → **Apagado y regulación de la respuesta inmunitaria.** Es decir, calman a los soldados y apagan los fuegos. Una vez que nuestro sistema inmunológico ha vencido al posible agresor o antígeno, los linfocitos T reguladores actúan disminuyendo la inflamación y favoreciendo la limpieza, la cicatrización y la regeneración de la zona. Así, el organismo vuelve a un estado basal.

- → **Tolerancia a lo propio.** Eliminan los posibles linfocitos que puedan estar reaccionando o atacando a células, tejidos y órganos sanos del propio huésped. De esta forma, los linfocitos T reguladores ayudan a que tus células se autorreconozcan y se toleren.

Todo esto lo hacen con ayuda de las citoquinas, las famosas «mensajeras», principalmente las citoquinas antiinflamatorias, que a su vez ayudan a inhibir la síntesis de las citoquinas proinflamatorias.

Una de las grandes claves para el control de la inflamación es buscar estrategias para alimentar y potenciar a tus linfocitos T reguladores. Por suerte, vamos descubriendo que la alimentación y ciertos elementos de la dieta, así como el estilo de vida (sueño, descanso, actividad física, uso de ciertos nutrientes), pueden modular y mejorar la acción de los linfocitos T reguladores gracias a su impacto en nuestra microbiota, en nuestras hormonas y en nuestro sistema inmunológico.

Veamos entonces cómo se integran el sistema inmunológico, la microbiota y las mucosas, las hormonas y, sobre todo, nuestro estilo de vida, que puede cambiar el rumbo de la inflamación.

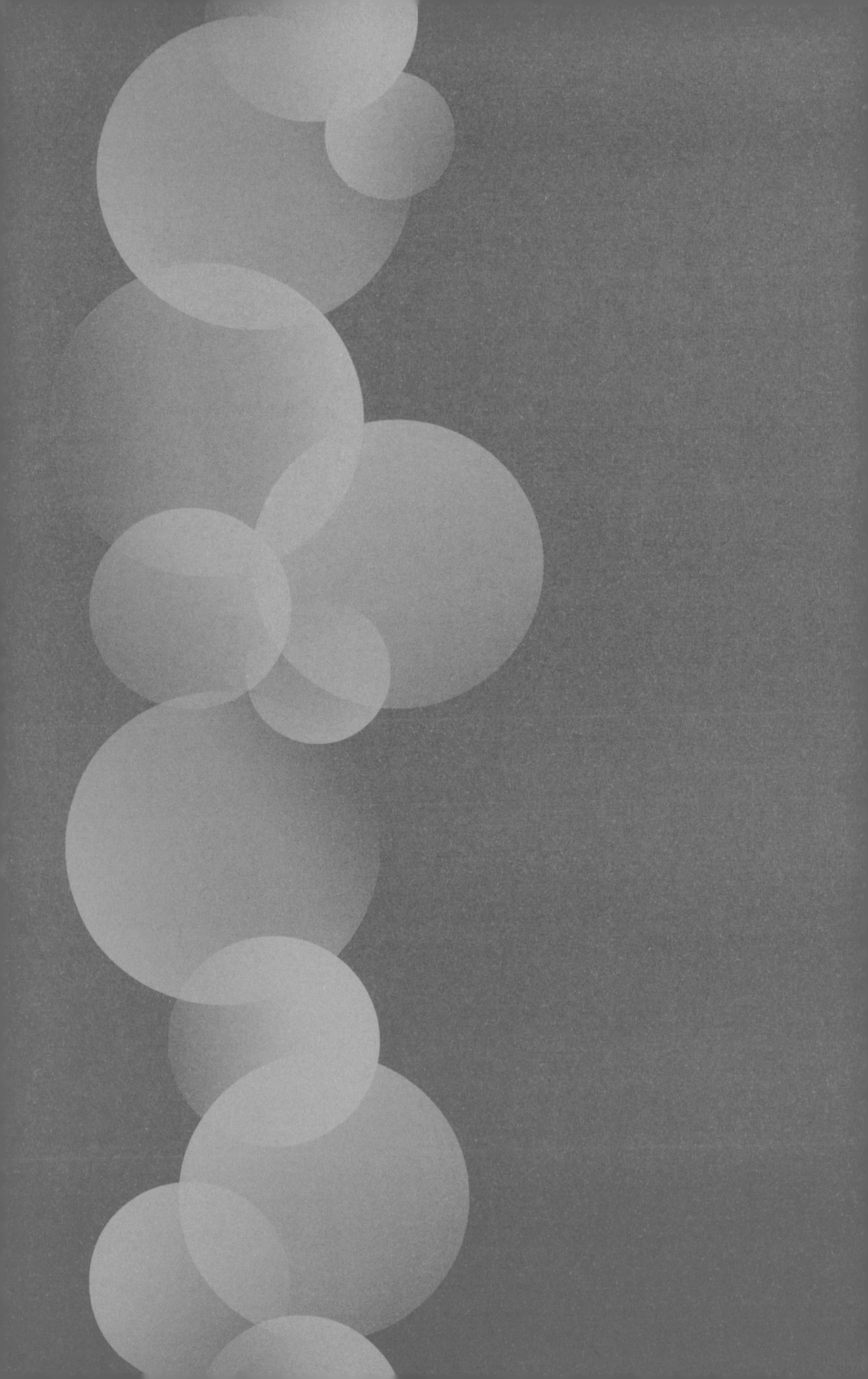

6

LA MICROBIOTA INTESTINAL Y SU RELACIÓN CON EL SISTEMA INMUNOLÓGICO

Resulta evidente que hay más bacterias que humanos en el mundo, y es que en el ecosistema en que vivimos estamos rodeados de microorganismos por todos lados. Pero no solo existen fuera de nosotros, sino también dentro de nuestro cuerpo.

La microbiota no es más que el conjunto de microorganismos (bacterias, hongos, parásitos y virus) que habitan y conviven dentro de nuestro organismo desde el minuto cero de nuestra existencia. Durante mucho tiempo, a la microbiota se la llamó «flora intestinal». Sin embargo, hoy en día sabemos que no solo está en nuestro intestino, sino que tenemos microbiota y microorganismos en muchas otras partes del cuerpo.

Al igual que en un mismo ecosistema encontramos diferentes especies, de la misma forma que en un bosque encontramos reptiles, mamíferos y aves, nuestra microbiota se compone de diferentes familias y especies de microorganismos. Las predominantes en nuestro intestino son las bacterias de los géneros *Firmicutes*, *Bacteroidetes*, *Actinobacterias* y *Proteobacterias*; además de virus, hongos, algunos parásitos y arqueas.

Aún estamos aprendiendo acerca de la microbiota. Es realmente desde hace unos seis años que se viene profundizando muchísimo en su estudio a nivel científico. Y es que hace muchos años ignorábamos el gran poder que tiene la microbiota en nuestra salud. Ya lo dijo Hipócrates en su momento: «Todas las enfermedades empiezan en el intestino», y es que el intestino es el albergue principal de nuestra microbiota. Sin embargo, yo no creo que todas las enfermedades empiecen en el intestino, aunque sí creo que el intestino y su microbiota tienen que ver en su desarrollo.

Y aunque aún nos queda mucho por aprender, ya se sabe que la microbiota tiene un importante papel y que está estrechamente ligado a nuestro sistema inmunológico y al control de muchas enfermedades:

→ **La flora protectora** (*Lactobacillus*, *Bifidobacterium* y *Bacteroides*) actuaría como un escudo protector frente a la colonización de patógenos (posibles parásitos, virus y bacterias invasoras).

→ **La flora inmunomoduladora** (*Enterococcus* y *Escherichia coli*) modula o controla el sistema inmunitario en el intestino y en el resto del organismo. Estos grupos bacterianos son necesarios para emitir señales a las células del sistema inmunitario.

→ **La flora muconutritiva** permite la secreción de moco protector (del cual hemos hablado anteriormente) en el epitelio intestinal, el tejido que recubre tu intestino. Este moco actuaría como una capa protectora y también permite atrapar posibles agresores y patógenos (*Faecalibacterium prausnitzii* y *Akkermansia muciniphila*).

Los microorganismos son importantes y cruciales para nuestra salud. Y me dirás: «Pero si las bacterias, los virus y los parásitos producen enfermedades»... Pues sí, pero no todos. Hay algunos que están preparados para convivir con el ser humano y, de hecho, son cruciales para nuestra salud; incluso nos protegen frente a la invasión de patógenos o agresores. A estos les llamamos «microorganismos comensales» o «flora comensal».

También existen otras especies que no forman parte de nuestro ecosistema microbiano o microbiota, pero que están en el ambiente por ser necesarios para otros seres vivos, como plantas o animales.

Estos microorganismos, al entrar en nuestro cuerpo, generarán una respuesta de defensa o ataque, ya que nuestro sistema inmunológico los identifica como un posible agresor o patógeno, y pueden generar enfermedades. De esta forma, nuestro sistema inmunológico y la propia flora comensal se encargarían de eliminarlos y de evitar así su colonización y crecimiento.

Un aspecto importante de la microbiota comensal es que, aunque esté formada por microorganismos que normalmente no deberían generar enfermedades, esto no siempre es así. Para que la microbiota no genere enfermedades, sus microorganismos deberán encontrarse en perfecto equilibrio. Si se rompe este equilibrio, crecerán los famosos microorganismos oportunistas o «aprovechados», que, aunque formen parte de tu microbiota, también pueden generar enfermedades e inflamación en ti, porque se aprovechan de la situación para crecer y hacerse más fuertes.

SIMBIOSIS Y MICROBIOTA: EN EQUILIBRIO TODO ESTÁ BIEN

El ser humano ha vivido siempre en simbiosis con su microbiota. Eso quiere decir que ambos organismos —microbiota y humano—, al unirse, salen beneficiados. Por lo tanto, estos microorganismos que viven dentro de nosotros no deberían resultar amenazantes ni suponer un problema para nuestra supervivencia, sino todo lo contrario: deberían favorecer nuestra salud.

Una de las principales funciones de nuestro intestino, su barrera y la microbiota es permitir la absorción de nutrientes. Nosotros entregamos a las bacterias un hogar donde hospedarse, reproducirse y evolucionar, y ellas, en un estado de equilibrio (eubiosis) o de cooperación (simbiosis), favorecen la buena salud de nuestro intestino y su barrera, por la cual absorbemos nutrientes. También las propias bacterias participan en la producción de ciertas vitaminas y minerales, como las vitaminas del grupo B (sobre todo la B_{12}), las vitaminas liposolubles A, D, E y K, y minerales como el hierro y el zinc. ¿No te parece sospechoso que con frecuencia tengamos un déficit de estas mismas vitaminas y minerales? Esto ocurre por las múltiples alteraciones que presentamos en nuestra microbiota y en nuestra salud intestinal.

Otra de las características principales de nuestra microbiota es que ciertas bacterias son capaces de producir metabolitos, sustancias que tienen capacidad de modular o dirigir al sistema inmunológico. Uno de los metabolitos más característicos e importantes es la producción de ácidos grasos de cadena corta (AGCC), con potencial antiinflamatorio. Sí, antiinflamatorio, ¡como lo oyes! Nuestras bacterias tienen la capacidad de desinflamarnos. Estos AGCC los producen tus bacterias al entrar en contacto con alimentos ricos en fibra en tu intestino; ahora entenderás por qué se recomienda tanto comer fibra. Los AGCC permiten, entre otras cosas, la activación de los famosos «bomberos», sí, esos apagafuegos de la inflamación, que a la vez que aumentan la producción de moco intestinal producen ciertas citoquinas antiinflamatorias y otros beneficios.

A su vez, los microorganismos de nuestra microbiota intestinal, en un estado equilibrado, también nos sirven como protección o filtro frente a patógenos y tóxicos que puedan entrar en nuestro cuerpo a través de la boca y de los alimentos que ingerimos a diario.

Hasta ahora, creo que te he convencido de que nuestras bacterias son nuestras amigas, ¿no? Pero eso es hasta que se desequilibran y se produce la disbiosis, todo lo contrario y lo opuesto a la eubiosis y simbiosis.

LA DISBIOSIS INTESTINAL O DESEQUILIBRIO DE LA MICROBIOTA: OTRA PANDEMIA DE LA VIDA MODERNA

En un estado de eubiosis o simbiosis, todas las poblaciones microbianas que habitan en la microbiota se encuentran en perfecto equilibrio en cuando a cantidad y calidad, y además, tienen «buen rollo» entre ellas, colaboran, cooperan y se ayudan. Es como una sociedad o un matrimonio cuando todo va bien.

Si se rompiera este equilibrio, ocurriría la famosa disbiosis intestinal, lo cual permitiría el crecimiento excesivo de ciertas poblaciones microbianas y disminuiría el crecimiento de otras, sobre todo de las más defensoras y nutritivas.

El estado de disbiosis intestinal surge o bien cuando hay un crecimiento anómalo de microorganismos potencialmente patógenos u oportunistas (principalmente bacterias proteolíticas como *Clostridium*), pero también otros géneros microbianos, como las arqueas, los parásitos o los hongos, y levaduras, como *Candida*, o bien cuando existe una disminución de las cepas o especies microbianas de defensa y protección (las inmunomoduladoras, reguladoras o protectoras), o bien, lo más común, cuando hay un aumento de las primeras y una disminución de las segundas.

Las cepas microbianas de defensa y protección son muy importantes, ya que permiten controlar el sobrecrecimiento de otras cepas (las que pueden ser patógenas u oportunistas), que, aunque necesitan estar en el intestino, es importante que estén en cantidades muy «controladas». De lo contrario, pueden producir enfermedades, ya que, como su nombre indica, son oportunistas y se aprovechan de su huésped en cuanto pueden. Esto sería como un huerto o una plantación de hierbas: si yo quiero arrasar con las «malas» hierbas, tengo que sembrar las «buenas». De esta forma, por un tema de competencia, las buenas desplazarán a las malas, permitiendo así que las primeras se apoderen del terreno. Esto ocurre en la naturaleza en muchos ámbitos y con muchas especies, y también ocurre en nuestro intestino.

En la mayor parte de los casos de disbiosis intestinal, creo que uno de los principales fallos que se tienen a la hora de abordarla es que nos ocupamos mucho de buscar el culpable, la bacteria, el parásito o el hongo que puede estar detrás de los síntomas, pero no nos damos cuenta de que hay que reparar el sistema inmunitario y reforzar los microorganismos de defensa y protección. Si trabajamos en fortalecer nuestras propias bacterias «buenas», seremos más eficientes en esa búsqueda del equilibrio o eubiosis. Hay que sembrar la flora «buena».

Son múltiples los factores que han sido descritos como «culpables» de generar disbiosis y alteraciones de nuestra microbiota. Lo curioso es que esos mismos factores son los que están detrás de la inflamación crónica, y esto es porque todo lo que afecte a nuestro cuerpo y a nuestro sistema inmunológico afectará a la inflamación y a tus microorganismos.

Somos seres llenos de microorganismos, somos nichos bacterianos andantes, por lo que todo lo que afecte a tu cuerpo afectará a tu microbiota. Básicamente porque tu microbiota te integra; tu microbiota eres tú.

En un estado de disbiosis intestinal se verían afectadas todas las funciones de la microbiota. También quedaría afectada nuestra salud intestinal, dando lugar a múltiples alteraciones que detallaremos una a una.

Malabsorción de nutrientes y déficits nutricionales

Una de las tareas fundamentales de la microbiota es la de producir ciertas vitaminas (como la B_{12} y la K), así como promover el buen funcionamiento y la producción de las enzimas digestivas que permiten, entre otras cosas, la absorción de los nutrientes presentes en los alimentos que ingerimos a diario. Por ello, una microbiota alterada o en disbiosis puede dar lugar a una disminución de la absorción y a una mala metabolización de nutrientes, sobre todo magnesio, vitaminas liposolubles (A, D, E, K), hierro, zinc y grasas esenciales.

Hay muchas personas que me dicen: «Pero ¿es realmente necesario tomar vitaminas si estoy comiendo bien?». Pues sí, en la mayor parte de los casos sí. Y gran parte de la razón es esta: tenemos intestinos y microbiotas cada vez menos capaces de absorber y aprovechar los nutrientes que ingerimos, por lo que hoy en día es cada vez más común encontrarnos con deficiencias nutricionales.

El problema central de los déficits nutricionales es que a su vez generan otras alteraciones que no permiten que el sistema inmunitario y la microbiota puedan volver a estar en equilibrio. De hecho, esto se convierte en un círculo vicioso. Te pongo un ejemplo sencillo con la vitamina D, aunque esto se podría aplicar a otros nutrientes. Se sabe que hoy en día hay un déficit de vitamina D en el 88 % de la población. En teoría es la «vitamina del sol», pero va mucho más allá de eso. No solo se obtiene a partir de la exposición solar, sino que gran parte de ella la ingerimos mediante la alimentación y es nuestro intestino el encargado de absorberla. El hecho de que su déficit hoy en día sea cada vez más abundante no solo sería a causa de la menor exposición solar, sino también a causa de una menor ingesta (dietas deficientes) y absorción de vitamina D.

Al igual que muchos nutrientes, la vitamina D es clave para el funcionamiento del sistema inmunológico y para el control de la inflamación, básicamente porque actúa y participa en todos los tipos de inmunidad que revisamos anteriormente: en la innata y en la adaptativa, pero sobre todo en esta última. La vitamina D permite activar los linfocitos y hacerlos más eficientes en la eliminación de patógenos y agresores, al igual que participa en la síntesis de agentes antimicrobianos en las mucosas (inmunidad innata) para poder defendernos. Además, la vitamina D también interviene en las respuestas antiinflamatorias mediadas por los «bomberos», los linfocitos T reguladores, es decir, participa directamente en la regulación del sistema inmunológico y en los procesos antiinflamatorios. La vitamina D tendría entonces un doble papel en el sistema inmunitario, tanto de activación y defensa como de regulación y control de la respuesta inmunitaria.

Como te he explicado antes, la microbiota está estrechamente ligada al sistema inmunológico, por lo que todo lo que afecte a este último afectará a tu microbiota, y viceversa. Así que ya te imaginarás que el déficit de vitamina D afectará negativamente a tu microbiota, pudiendo perpetuar y agravar la disbiosis. De esta forma, se armará un auténtico desastre y se creará un círculo vicioso, en el que la insuficiencia de vitamina D llevará a disbiosis y la propia disbiosis afectará a la absorción de vitamina D.

Pero ¿quién fue primero, el huevo o la gallina? No lo sabremos nunca a ciencia cierta. Veremos que muchos problemas de salud pueden ser causa y consecuencia de lo mismo, generando así muchos círculos viciosos.

Intestino permeable, la puerta de entrada a la inflamación crónica

El intestino es nuestro principal órgano de absorción y depuración. Primero porque tiene una extensión inmensa, de cuatro a cinco centímetros de ancho, y de seis a siete metros de longitud, y segundo, porque su actividad es continua. Comemos todos los días, varias veces al día (a menos que ayunes, pero nadie ayuna continuamente). Una parte del intestino se encarga de absorber los nutrientes que hagan falta, pero también hay otra parte que se encarga de desechar todo aquello que no queremos (toxinas, alimentos que se han digerido mal o no se han digerido, moco y también bacterias o microorganismos que necesitamos expulsar).

Para ello, el intestino cuenta con una barrera que le permite la absorción de los nutrientes, una especie de «colador» que permite la entrada de las sustancias y los nutrientes que el organismo requiere para obtener energía. Pero no es un colador cualquiera, sino uno muy muy fino y selectivo que permite la entrada de ciertas cosas, pero frena la entrada de otras. Porque si no, ¡imagínate!, podría entrar cualquier cosa en nuestro cuerpo.

Hablamos de un «intestino permeable» cuando este pierde su capacidad de ser una barrera fuerte e íntegra. El intestino es, de hecho, el primer «filtro» que tiene nuestro cuerpo para absorber y permitir el paso de los alimentos y los nutrientes al resto del organismo. Todo lo que se absorbe a través de la barrera intestinal va directamente a la sangre, pero antes pasa por un segundo filtro, el hígado. Una vez que se produce la absorción en el intestino y su barrera intestinal, estos envían nutrientes, bacterias, ácidos biliares y sustancias al hígado, que se encarga de realizar entonces un proceso de «desintoxicación» a través de reacciones que permiten la conjugación, la metilación y la sulfatación de muchas de estas sustancias. Estos procesos permiten, entre otras cosas, la activación de nutrientes y vitaminas, así como realizar un proceso de filtrado para evitar que entren en el torrente sanguíneo sustancias posiblemente agresoras.

A lo anterior se le llama «eje intestino-hígado».[5] El intestino, en el que se incluye la famosa microbiota intestinal —ese conjunto de microorganismos (hongos, bacterias, parásitos y virus) que conviven en él—, se comunica de manera bidireccional con el hígado a través de la circulación portal. La circulación portal se realiza a través de la vena porta, encargada de transportar metabolitos o sustancias endógenas (producidas por el intestino) y exógenas (ingeridas a través de los alimentos) directamente desde el intestino al hígado. También intervienen el conducto biliar y la circulación sistémica, los cuales llevan ácidos biliares (que permiten la digestión de alimentos), anticuerpos (formados por el sistema inmunológico) y otras sustancias desde el hígado al intestino. Estas otras sustancias o metabolitos son principalmente hormonas, sustancias inflamatorias, así como productos derivados de la digestión y de la absorción, que es necesario procesar y eliminar.

Tengamos en cuenta que una vez que el intestino y el hígado realizan su trabajo, todo lo que entra en el torrente sanguíneo despertará una respuesta inmunológica. Como es de suponer, si ocurre algún fallo en este nivel, se generará una acumulación de sustancias inflamatorias, alimentos mal digeridos, hormonas y tóxicos. Por tanto, esto podría explicar, en parte, por qué cuando existe un estado de disbiosis o intestino permeable acumulamos toxinas, se alteran las hormonas y la respuesta inmunológica y convivimos con un estado de inflamación.

En el hígado tenemos, además, receptores tipo Toll (TLR, por sus siglas en inglés), que forman parte del sistema inmunitario innato y que se encargan del reconocimiento de agentes patógenos o agresores, activando el sistema inmunológico y promoviendo también el trabajo del sistema inmunitario adaptativo para desarrollar memoria inmunológica. Estos TLR forman parte del nexo entre la microbiota, el hígado y el sistema inmunológico.

¿Te imaginas entonces qué pasa cuando hay un intestino permeable? Cuando existe permeabilidad intestinal o cierto grado de disbiosis, no solo se ve afectado el intestino, sino también el hígado y el sistema inmunológico. Cuando el intestino pierde su capacidad de filtrar, se convierte en una entrada directa de sustancias inflamatorias al organismo: tóxicos, alimentos mal digeridos e incluso bacterias o toxinas producidas por las mismas que llamaremos «endotoxinas». Todo esto iría directamente al hígado, que se vería «sobrecargado» ante la cantidad de sustancias que hay que desintoxicar y eliminar. Básicamente, se excedería la capacidad depurativa del hígado.

Intestino permeable y su relación con la inflamación crónica

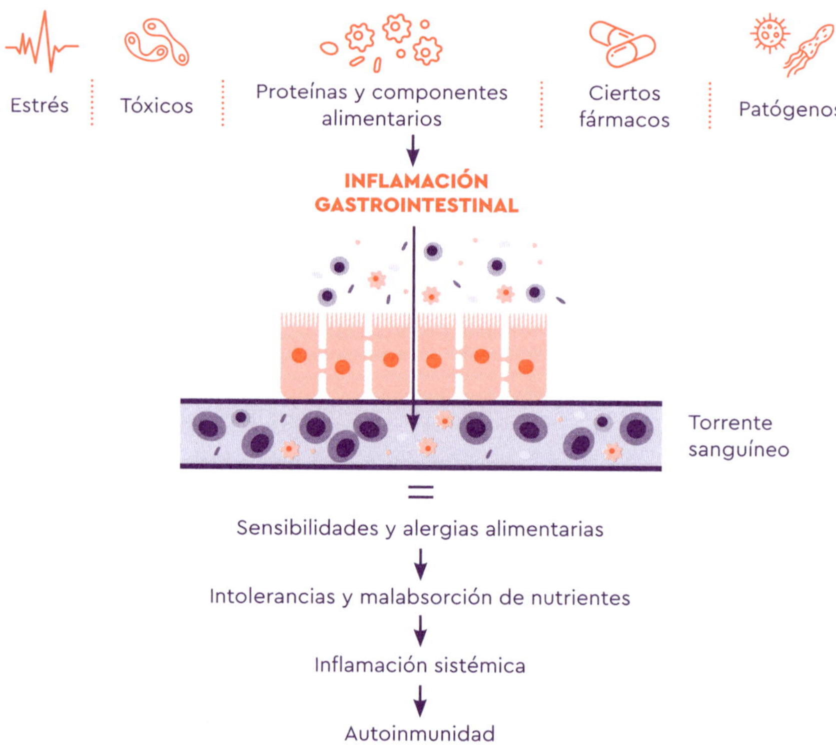

Tener una barrera intestinal y una microbiota sana nos protege, ya que esta barrera es selectiva y se encarga de dejar pasar las sustancias que son necesarias para nuestro organismo. Como hemos visto, un escenario de disbiosis llevaría a un aumento del paso de sustancias tóxicas al hígado que pueden inducir toxemia (aumento de toxinas en sangre), una hiperactivación del sistema inmunológico y, por tanto, un episodio de inflamación descontrolada. Si esto se mantiene en el tiempo, podría conllevar al desarrollo de trastornos inflamatorios y autoinmunes.[6, 7, 8]

Además del hígado y el intestino, existen otros órganos depurativos importantes, como la piel, los pulmones, los riñones y el sistema linfático. Lo cierto es que en un estado de toxemia podemos notar que el organismo intenta eliminar y usar el resto de los órganos como canales de «eliminación». Granos en la piel y eccemas, tos y alergias, o aumento de las ganas de orinar son signos de eliminación a través de la piel, del sistema respiratorio y de los riñones, respectivamente. Pero también es probable que el resto de los sistemas depurativos falle y que la toxemia vaya en aumento, pudiendo afectar al sistema nervioso y a la capacidad cognitiva (cansancio, fatiga, dolor de cabeza y migrañas, ansiedad, niebla mental, menor capacidad de concentración). Hay un montón de síntomas que nos pueden indicar que hay una sobrecarga en los mecanismos de eliminación del organismo, aunque cada cuerpo puede mostrarlo de una forma única y diferente.

Al despertar, puede ser que observes la sintomatología más exacerbada, ya que es en las primeras horas cuando nuestro sistema depurativo «trabaja más y mejor», aunque si estamos intoxicados, nos sentiremos peor. De hecho, los síntomas suelen aminorar o desaparecer al ingerir alimentos o estimulantes como el café, ya que inhiben el trabajo de eliminación derivado del ayuno nocturno. Así pues, podemos sentirnos mejor al tomar, por ejemplo, el desayuno de la mañana, pero esa es una sensación que enmascara el hecho de estar frenando este proceso de detoxificación natural. Ya vas entendiendo por qué algunas personas no funcionan sin el café de la mañana. Tal vez lo que estemos es inmersos en una epidemia de intoxicación.

Intolerancias y alergias alimentarias: cada vez más alérgicos

«El pan se ha comido toda la vida», «a mí de pequeña me enseñaron que la leche es primordial», «ahora todo el mundo es alérgico al gluten», «eso de sin gluten y sin lactosa es cada vez más común»... y así muchos comentarios que oigo frecuentemente sobre estos temas. El aumento de las reacciones adversas a alimentos, entre las que incluimos alergias e intolerancias, es una realidad, y cada vez nos encontramos con individuos y generaciones más «sensibles». De hecho, ya a temprana edad nos encontramos con bebés y niños que nacen siendo muy poco tolerantes o que presentan reacciones adversas ante la ingesta de ciertos alimentos.

El aumento de las alergias e intolerancias alimentarias tiene que ver con el equilibrio de nuestra microbiota y con las reacciones del sistema inmunológico. La disbiosis intestinal sería causa y consecuencia de estas intolerancias o sensibilidades alimentarias, puesto que se ha observado que ingerir alimentos que tu cuerpo rechaza, o a los que presenta sensibilidad, podría afectar a tu microbiota.

En primer lugar, será importante definir y diferenciar las distintas reacciones adversas a los alimentos: saber qué son las alergias, las intolerancias y las sensibilidades. Según la literatura, la diferencia central es que en las alergias alimentarias existe una participación del sistema inmunológico (son inmunomediadas), mientras que en las intolerancias no es así (son reacciones no inmunomediadas). Sin embargo, esta distinción a menudo se confunde. De hecho, muchas veces (y aquí me incluyo), se le dice a las personas que son intolerantes al gluten cuando realmente bajo este principio deberían ser «alérgicas o sensibles al gluten», puesto que se trata de una reacción mediada por el sistema inmunológico.

Las alergias alimentarias no son más que una respuesta inmunológica frente a sustancias que el sistema inmunológico identifica como agresoras («alérgenos»). Todas son mediadas por el sistema inmunitario adaptativo, el cual, a través de los linfocitos B, genera anticuerpos dirigidos frente a sustancias que identifica como «agresoras». Lo que diferencia una de otra es el tipo de respuesta o anticuerpo.

El sistema inmunológico puede generar anticuerpos de tipo IgE (inmunoglobulinas E); se trata de un tipo de anticuerpos de reacción rápida, por lo que treinta minutos tras la ingesta de un alimento ya puedes experimentar los signos y síntomas típicos de la alergia: estornudos, picor en los ojos, hinchazón o edema facial y palpebral (por encima de los párpados), picor en la piel o erupción cutánea, y en el peor de los casos, dificultad respiratoria. Las alergias alimentarias son bastante peligrosas porque, dependiendo del caso, pueden llegar a una anafilaxia, es decir, una reacción alérgica grave y explosiva en la que el sistema inmunitario sobrerreacciona ante un agente externo, generando en el peor de los casos un *shock* anafiláctico y la muerte. Son casos típicos de alergias alimentarias la alergia al maní o cacahuete, la alergia al marisco o la alergia a la proteína de la leche. Aunque también existen las famosas alergias estacionales frente al polen de diferentes plantas.

Asimismo, aunque la ciencia aún no se pone de acuerdo, existen alergias alimentarias mediadas por otros anticuerpos, llamados IgG (inmunoglobulinas G), que serían en este caso anticuerpos lentos frente a las proteínas de los alimentos. En realidad, generamos anticuerpos de tipo IgG frente a todos los alimentos y sustancias que ingerimos en el día a día, ya que es así como el sistema inmunológico reconoce y genera memoria frente a todo a lo que estamos expuestos. La diferencia es básicamente el nivel de respuesta inmunitaria que tenemos y el nivel de anticuerpos IgG que segregamos. Frente a una proteína a la que seamos alérgicos segregaremos seguramente una importante cantidad de anticuerpos IgG. Los anticuerpos IgG son de fabricación lenta, por lo que los síntomas podrán notarse, como mínimo, ocho horas después de la ingesta del alimento, pero suelen observarse a las 24, 48 o incluso 72 horas tras la ingesta. La sintomatología en estos casos rara vez suele ser digestiva; suele ser más bien sistémica: dermatitis, dolor de cabeza, dolor articular, niebla mental, fatiga o sensación de lentitud, etc. Mientras que las alergias son rápidas y peligrosas, las intolerancias y las sensibilidades suelen ser más lentas y no generan una repuesta grave, pero sí bastante fastidiosa, diría yo, con reacciones y síntomas confusos que no sabes a qué se deben y que limitan mucho tu calidad de vida en el día a día.

A las alergias mediadas por IgG se les suele llamar con mucha frecuencia «intolerancias». De hecho, en inglés se denominan *food intolerances*. A partir de ahí también surgió la elaboración de los famosos test de intolerancias alimentarias, de los cuales aún no sabemos a ciencia cierta en qué medida son útiles para el diagnóstico y tratamiento de estas.

Las verdaderas intolerancias alimentarias no estarían mediadas por el sistema inmunológico, sino que más bien se deben a causas «mecánicas» y al déficit o a la incapacidad de digerir bien los alimentos. Las principales causas de las intolerancias alimentarias son el déficit enzimático o la poca capacidad de nuestro sistema digestivo de poder metabolizar ciertos nutrientes. Recuerda que las enzimas son proteínas clave para poder romper o fragmentar los alimentos y las sustancias en pequeñas partículas y hacerlas así digeribles por nuestro intestino. Algunos ejemplos de intolerancia son la intolerancia a la lactosa (presente en la leche) o la malabsorción de la fructosa y el sorbitol (presente en la mayor parte de las frutas). En este caso, nuestro cuerpo carece de la enzima necesaria para poder digerir la lactosa de la leche o ha perdido la capacidad de poder metabolizar algunos azúcares.

También cobra especial atención en este caso la intolerancia a la histamina, una sustancia presente en muchos alimentos, sobre todo en pescados y en alimentos fermentados y madurados como el queso, el vino, el cacao y la cerveza. Ingerimos histamina todos los días, y nuestro intestino dispone de una maravillosa enzima llamada diamino oxidasa (DAO) que es la encargada de degradar la histamina. ¿Y por qué es importante degradarla? Porque la histamina también la fabrica nuestro cuerpo. De hecho, también se cataloga como una hormona, puesto que tiene funciones de activación y un importante papel en los biorritmos circadianos (nuestra capacidad de poder diferenciar el día de la noche) y todas las funciones asociadas a cada momento del día. El problema central de la histamina es que si se acumula o está a ciertos niveles, puede dar lugar a problemas alérgicos, ansiedad, palpitaciones, dolor y problemas digestivos.

Y me dirás: «Pero todo se parece, ¿no? Todo produce casi los mismos síntomas». Pues sí. Esto ocurre porque casi siempre nos encontramos con un paciente que no solo tiene alergias, sino también intolerancias. De hecho, un paciente con disbiosis e inflamación crónica es aquel que normalmente te dice: «Es que todo lo que como me sienta mal». Debo decirte que, aunque muchas de estas condiciones pueden tener algo que ver con tu genética, en la mayor parte de los casos son condiciones adquiridas a lo largo de la vida. En la mayoría de las ocasiones no nacemos intolerantes, sino que nos hacemos intolerantes. Y esto es porque, básicamente, las funciones de nuestros sistemas digestivo e inmunitario se van deteriorando. Hoy en día es cada vez más común encontrarme con pacientes con diagnósticos de malabsorción de la fructosa y el sorbitol, o intolerancia a la histamina, a los que se les ha retirado por completo la ingesta de muchas frutas y verduras porque, en teoría, «no pueden digerirlas», o bien se les entrega una enorme lista de alimentos ricos en fructosa o histamina que hay que eliminar de la dieta, pero no se les enseña a comer bien.

ALERGIAS	INTOLERANCIAS
Se presentan frente a proteínas de la dieta (gluten, caseína, LTP, soja, cacahuete).	Se presentan frente a sustancias de la dieta.
Participación del sistema inmunológico y sus anticuerpos.	Se deben al déficit mecánico o a la mala actividad de alguna enzima.
IGE: reacción rápida (30 minutos) IGG: reacción lenta: 8-24-48 horas	Intolerancia a la lactosa o a la histamina, malabsorción a la fructosa y sorbitol son las más comunes.

Debo decirte que esta famosa «malabsorción» o intolerancia es muchas veces la manifestación de un intestino inflamado a causa de la disbiosis intestinal. Se trata de un intestino que ha perdido la capacidad de poder absorber los azúcares de la dieta y de poder degradar la histamina.

En el caso de la malabsorción de la fructosa y el sorbitol, la disbiosis y la inflamación intestinal afectan a los transportadores de los enterocitos (células intestinales), impidiéndoles la correcta absorción de estos azúcares. Por ello, el tratamiento para este tipo de intolerancias no puede ser solo quitar la fruta o la verdura, sino más bien recuperar la inmunidad y restaurar el equilibrio o eubiosis de la microbiota. Y lo mismo se aplica en muchos procesos de intolerancia.

Quitar la fruta o la verdura aliviará los síntomas, pero no solucionará el problema. La famosa dieta baja en FODMAP que se aplica en estos casos con dificultad para absorber la fructosa, la lactosa y el sorbitol, o se usa para tratar el intestino irritable, y en la que se retiran muchas frutas, verduras y alimentos ricos en fibra, puede ser una alternativa al inicio para mejorar la calidad de vida del paciente o disminuir la sintomatología, pero no debe ser aplicada a largo plazo. Si lo hacemos, estaremos sacrificando la ingesta de muchos alimentos ricos en fibra y nutrientes que son necesarios para el control de la inflamación y la eubiosis de nuestra microbiota.

Por último, hablemos sobre sensibilidad alimentaria. Es un concepto más reciente, pero ha permitido poner nombre a todo lo que no cabe dentro de una alergia ni una intolerancia, o a todos aquellos trastornos en los que no existen anticuerpos ni déficits de enzimas para justificar su existencia. No hay nada tangible ni perfectamente diagnosticable a partir de una prueba específica. En la sensibilidad, al igual que en la intolerancia, «en teoría» no hay participación del sistema inmunológico adaptativo ni producción de anticuerpos específicos dirigidos a un alimento (como en el caso de la alergia). Sin embargo, sí que interviene el sistema inmunológico. Al parecer, en la sensibilidad alimentaria, ante la ingesta de algún alimento, nuestras células y nuestro sistema inmunológico reaccionarían negativamente y generarían una tormenta inflamatoria, con una liberación de histamina y citoquinas. Esto provocaría una inflamación crónica de bajo grado y la aparición de síntomas relacionados con dicha inflamación (migrañas, dolores musculares, cansancio exagerado o alteraciones del sueño, de la temperatura corporal, de la piel, etc.), aparte de los síntomas digestivos, ya que se trata de una afectación sistémica.

El caso más frecuente de sensibilidad es la sensibilidad al gluten no celiaca (SGNC), que se da en individuos que no padecen celiaquía (una enfermedad autoinmune en que se produce una reacción inmunitaria frente al gluten y que acaba dañando el epitelio intestinal), ya que muestran pruebas diagnósticas negativas, pero notan que cuando comen alimentos con gluten, no se sienten nada bien. Sinceramente —y aquí vuelvo a decir que es mi opinión—, es muy posible que todos seamos más o menos sensibles al gluten, sobre todo al gluten moderno. Más adelante te comentaré por qué. De hecho, muchos pacientes ignoran el daño que puede estar produciendo el consumo de gluten, hasta que lo dejan por un tiempo y notan cómo sus síntomas mejoran.

Como aún existe un importante vacío en este tema y queda mucho por investigar, mi sugerencia es que, si sospechas que algún alimento te puede estar generando problemas o inflamación, la mejor forma de confirmarlo será retirar dicho alimento durante al menos veintiún días (tiempo en el que puedes calmar la respuesta inmunológica y asegurarte de empezar de cero) y luego reintroducirlo, de forma aislada, esperando al menos 72 horas para introducir otro. Si son muchos los alimentos a los que reaccionas o sientes que «todo te cae mal», es muy probable que estés ante un escenario de disbiosis intestinal importante. Antes de todo (y antes de eliminar el gluten de tu alimentación) puede ser también recomendable descartar la celiaquía o la enfermedad celiaca mediante un análisis de sangre; ten en cuenta que si retiras el gluten antes del análisis, puedes tener un falso negativo en esta prueba.

A lo largo de mi trabajo con pacientes he podido notar cómo muchos mejoran y superan sus distintas alergias, sensibilidades e intolerancias alimentarias cuando empiezan a adoptar hábitos y un estilo de vida antiinflamatorio, y, sobre todo, al mejorar la salud de esa microbiota. Por ello, no solo se trata de quitar y quitar alimentos, sino de asegurarnos de ir realizando a la par un buen abordaje para mejorar tu salud intestinal y esa respuesta inflamatoria.

Inflamación, enfermedades inflamatorias y autoinmunes

En este momento ya debes haber entendido esa variación de la muy conocida frase de Las Vegas de que «lo que pasa en el intestino no se queda en el intestino», y es que el intestino definitivamente no es el mejor guardasecretos ni es Las Vegas. Lo que pasa en él lo sabe y repercute en todo tu cuerpo.

El desequilibrio de la microbiota o disbiosis intestinal, así como sus secuelas (malabsorción de nutrientes, intestino permeable, alergias e intolerancias), sin duda tienen un impacto tremendo en la salud del resto de tus órganos, empezando por tu hígado y por tu sistema inmunológico. Recuerda que todo lo que tu intestino filtra y deja pasar viaja al hígado y de ahí va a la circulación sistémica, que involucra a todo tu cuerpo y también a tu sistema nervioso. Dado que también tenemos un intercambio permanente de sustancias (metabolitos, hormonas, enzimas, nutrientes, bacterias y productos bacterianos) desde el cuerpo físico hasta el sistema nervioso, lo que comes afecta a lo que piensas, y viceversa. Ya se sospechaba desde hace mucho que el cuerpo y la mente están estrechamente conectados y la ciencia lo confirmó hace unos años tras el descubrimiento del famoso eje intestino-cerebro, un eje que permite integrar cómo la salud de nuestras tripas y cómo todo lo que ocurre en nuestro intestino tiene un impacto en la forma en que pensamos.

Pero no me quiero enrollar demasiado en esto porque ya te explicaré un poco más adelante por qué la disbiosis y, por tanto, la inflamación pueden desencadenar problemas de salud mental. Ahora quiero centrarme en explicarte la relación entre la disbiosis y la inflamación crónica. Eso nos ayudará entender por qué en el contexto de una disbiosis y un intestino permeable se generaría una respuesta inflamatoria crónica que estaría generando la mayor parte de los problemas inflamatorios y autoinmunes que observamos hoy en día, como el hipotiroidismo de Hashimoto, la artritis, el lupus, la psoriasis y otras.

De la disbiosis a la inflamación y la autoinmunidad

En la disbiosis y la hiperpermeabilidad intestinal, es como si abrieras toda tu casa, puertas y ventanas, y permitieras que entrara cualquier cosa. Ambas, porque suelen darse a la par, son la puerta de entrada a tóxicos y a sustancias que tu cuerpo interpretará como «extrañas», agresoras y, posiblemente, patógenas, y, por tanto, se activará todo tu sistema de defensa e inflamación. En este estado es muy probable que el sistema inmunitario esté permanentemente en alerta, hiperactivado, intentando defenderte de estas amenazas. Y lo malo es que, al final, acabe agotado.

En el contexto de un intestino permeable y de un aumento de la permeabilidad intestinal, no solo se incrementa el paso de sustancias tóxicas y agresoras al organismo, sino que también las propias bacterias y los microbios son capaces de producir sustancias tóxicas («endotoxinas») que inducirían un ambiente inflamatorio tanto dentro del intestino como a nivel sistémico. Una de estas famosas endotoxinas es el lipopolisacárido bacteriano (LPS), un componente de la membrana externa de ciertas bacterias que desempeña un importante papel en la activación del sistema inmunitario. El aumento de los niveles de LPS en el organismo, junto con el mayor paso de sustancias tóxicas, alimentos mal digeridos, proteínas alimentarias que causan sensibilidad, y otros factores «agresores» activarían casi permanentemente a los soldados del sistema inmunitario, que estarán en constante acción y liberarán sustancias inflamatorias (citoquinas como IFN-γ, IL-17, TNF-α o IL-1β) para que acudan más células o soldados defensores. Esto provoca que haya una hiperactividad inmunológica, es decir, una activación excesiva del sistema inmunológico y, por tanto, una respuesta inflamatoria crónica.

¿Y qué tiene que ver la inflamación crónica con la autoinmunidad? La autoinmunidad no es más que una respuesta inmunitaria frente a los propios tejidos y las células sanas del huésped. Las enfermedades autoinmunes serían «en teoría» enfermedades y condiciones en las que tu propio sistema inmunológico termina atacándote a ti mismo. En otras palabras, tus soldados, en lugar de atacar amenazas externas, empiezan a atacar a tu propio cuerpo. ¿Te imaginas ese desastre?

Justo uno de los principales riesgos y consecuencias de la inflamación crónica es la aparición de condiciones autoinmunes e inflamatorias. Dicho de otro modo, tu cuerpo, en un estado de hiperactividad inmunológica en que la activación del sistema inmunitario es casi permanente, termina «equivocándose» de blanco objetivo.

Pero hay una cosa que quiero rescatar de todo esto, porque creo que hace falta. No es que nuestro cuerpo no sea sabio; no es que nuestro cuerpo se quiera autoatacar o autodestruir. ¡Tenemos un organismo muy muy inteligente! Pero vivimos en un contexto de vida lleno de amenazas. El problema no está en tu cuerpo, sino en el ambiente de tus células, en la salud de tu intestino en la entrada de tóxicos. Ahí está el verdadero «problema» y es ahí donde hay que incidir, en ese ambiente celular.

De hecho, otro de los «grandes mitos» de la autoinmunidad es que se piensa que, al tener un sistema inmunológico «hiperreactivo» e hiperactivado, este será más eficiente a la hora de eliminar también virus, bacterias y verdaderos agresores o patógenos. La verdad es que te sorprenderá saber que no; más bien es todo lo contrario.

En el contexto de una inflamación crónica y de autoinmunidad, lejos de haber un sistema inmunológico eficiente, hay un sistema inmunológico desordenado. Desordenado porque ataca e inflama tu propio cuerpo (lo propio), mientras que descuida y deja pasar muchas veces lo verdaderamente amenazante. Existe entonces un desorden inmunológico que lleva a la inflamación y al ataque de lo propio (órganos, células, estructuras), pero al mismo tiempo, a un descuido o a un fallo en la eliminación de lo que verdaderamente necesita ser atacado (virus, tóxicos, contaminantes, alimentos agresores), perpetuando así el proceso inflamatorio crónico.

Otra de las vías por las que la disbiosis contribuiría a un estado de inflamación y autoinmunidad sería mediante una menor producción de los famosos ácidos grasos de cadena corta (AGCC) por la microbiota. ¿Los recuerdas? Hemos hablado de ellos. Los AGCC son unos metabolitos producidos por tus bacterias intestinales gracias a la fermentación de ciertas fibras presentes en tu alimentación. Los AGCC son muy importantes porque su efecto es puramente antiinflamatorio a nivel local (intestino) y sistémico (resto de órganos). Esto es debido a que los AGCC promueven la producción de linfocitos T reguladores (los «bomberos» apagafuegos de la inflamación), permitiendo así suprimir la respuesta inflamatoria e intervenir en la formación de citoquinas antiinflamatorias como la IL-10. Te recuerdo que otra de las grandes funciones de los linfocitos T reguladores (los bomberos) era el aumento de la tolerancia, es decir, la capacidad de poder reconocer y aceptar tus propias células. Gracias a estos linfocitos T reguladores que son activados por los AGCC, tenemos la capacidad de poder reconocer nuestras propias células para así evitar que nuestro sistema inmunológico las ataque y, por tanto, se produzca o se agrave la autoinmunidad.

En resumen:

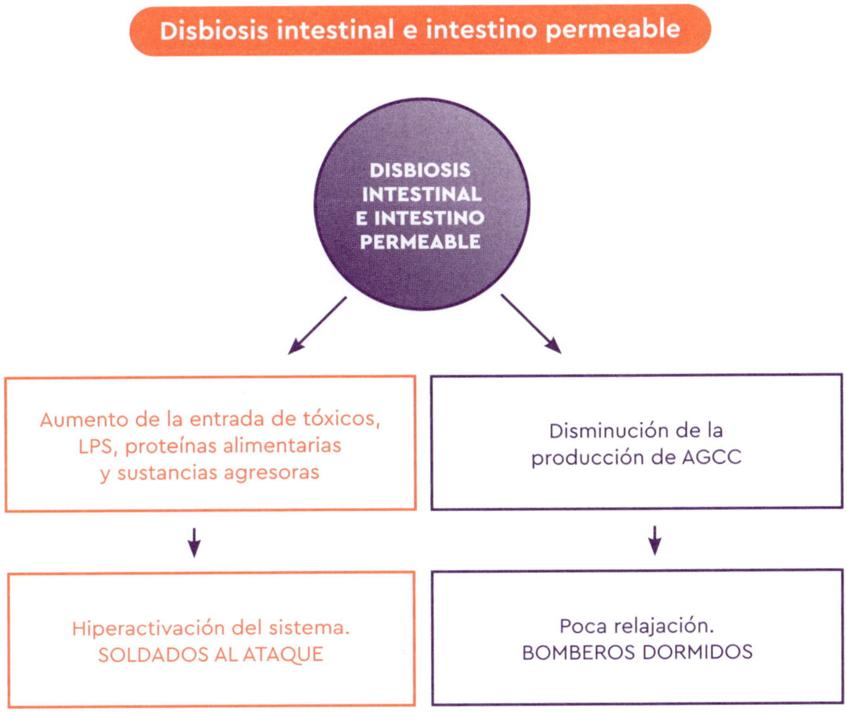

De esta forma, la disbiosis intestinal y el intestino permeable pueden generar, en muchos casos, un trastorno inmunológico e inflamatorio en el que el cuerpo no para de atacar e inflamar estructuras, órganos, células y sistemas propios. Al ataque y a la inflamación, se suma una pérdida de la capacidad de suprimir la respuesta inflamatoria y una disminución de la tolerancia hacia lo «propio», puesto que los bomberos son incapaces de actuar apagando los fuegos de la inflamación y aumentando dicha tolerancia.

Las enfermedades inflamatorias y autoinmunes pueden afectar así a muchas estructuras, órganos y sistemas del organismo, generando desequilibrios en todos los niveles. Algunas son de tipo organoespecíficas y limitadas porque, teóricamente, afectan solo a un sistema u órgano (por ejemplo, la tiroiditis de Hashimoto, la enfermedad inflamatoria intestinal incluyendo Crohn y colitis, la diabetes tipo 1, la enfermedad celiaca, etc.). Otras son más complejas y sistémicas porque pueden afectar prácticamente a todo el organismo, con el lupus, la artritis, la esclerosis múltiple, el síndrome de Sjögren, la vasculitis, la espondiloartritis, el párkinson, el alzhéimer y la psoriasis. Parecería que las primeras fuesen en teoría más sencillas que las segundas, pero la realidad es que, dependiendo del paciente y de su evolución, nos podemos encontrar enfermedades organoespecíficas con muchas complejidades y enfermedades sistémicas controladas y en remisión.

Existen otras enfermedades que aún no se han catalogado como autoinmunes, pero que son de carácter inflamatorio y en muchos casos se solapan con otros trastornos autoinmunes, como la fibromialgia, la fatiga crónica y la endometriosis, entre otras. Además, es probable que haya otras enfermedades autoinmunes e inflamatorias que no estén en esta lista; lo cierto es que son muchas y casi todas aún son muy desconocidas o raras. Al final obedecen todas a lo mismo: la pérdida de tolerancia inmunitaria a lo propio y un mal control de la inflamación.

7

EJE INTESTINO-CEREBRO-HÍGADO-TIROIDES-PIEL

Hace un tiempo se pensaba que cada órgano o sistema trabajaba de forma aislada. El concepto de medicina «integrativa» o integral era visto como algo pseudocientífico y alternativo, algo que no tenía respaldo de nada. Lamentablemente, aún hay muchos profesionales de la salud y de la ciencia que lo ven así. De hecho, actualmente, la medicina tradicional aún se sigue planteando de esta manera: mientras el gastroenterólogo revisa tus problemas digestivos, el endocrino mira tus hormonas, y si tus emociones se te están yendo de las manos, allí está el psiquiatra para indicarte algún fármaco si hace falta calmar tu sistema nervioso. Así, cada uno va por su lado, cuando en realidad toda alteración de la salud tiene que ver con todos los sistemas. Nuestro cuerpo no trabaja de forma aislada, y mucho menos cada órgano o sistema lo hace de forma individual. Para que haya un estado de salud y bienestar, nuestro cuerpo cuenta con una programación y una coordinación de procesos que favorezcan el equilibrio y la homeostasis. Y cuando esta homeostasis se rompe, se generan entonces desequilibrios y enfermedades que pueden impactar en todos los niveles.

En los últimos años, este concepto aislado de salud ha ido cambiando, y aunque la palabra «salud integrativa» aún tenga sus detractores, ya sabemos desde el punto de vista científico que cuerpo y mente están profundamente integrados y que el intestino y su microbiota, ese órgano inmenso por mucho tiempo ignorado, se asocian a la salud de tus hormonas (eje intestino-tiroides/estroboloma), a tu salud mental (eje intestino-cerebro), a la salud de tu hígado (eje intestino-hígado) y a la salud de tu piel (eje intestino-piel). De todos, el que más fascinante me sigue pareciendo es el eje intestino-cerebro, que es el que cuenta cada vez con más respaldos de la neurociencia. Básicamente porque es muy común encontrar que toda alteración del cuerpo físico conlleva sin duda un deterioro de la salud mental y una importante afectación de las emociones. En el intestino contamos con una maravillosa barrera que, como hemos visto, genera muchos problemas cuando se vuelve «permeable», y uno de ellos es que un intestino permeable traerá como consecuencia un cerebro permeable.

En condiciones normales y con buena salud, nuestro sistema nervioso cuenta también con una barrera, la llamada «barrera hematoencefálica», muy parecida a la barrera intestinal en cuanto a estructura y funcionamiento. La barrera hematoencefálica separa nuestro sistema nervioso de la circulación sanguínea, actuando como un filtro importante para saber realmente qué debe entrar en tu sistema nervioso y qué no. En un estado de buena salud, esta barrera funciona de forma eficiente, permitiendo el paso de nutrientes y, sobre todo, de glucosa (azúcar) al cerebro (sí, tu cerebro también necesita nutrientes para funcionar y su salud también depende de lo que comes); esta barrera también intercambia metabolitos, proteínas, hormonas y neurotransmisores que llevan información hacia el resto del cuerpo y la traen a su vez desde el resto del organismo. De esta forma, el cerebro y el sistema nervioso se comunican con todo tu organismo. Ahora bien, se ha observado que los individuos que presentan un deterioro en su salud intestinal y un aumento de la permeabilidad del intestino también presentan un aumento de la permeabilidad cerebral.

INTESTINO PERMEABLE = CEREBRO PERMEABLE

En el contexto de un intestino permeable tendríamos también un cerebro permeable y, por tanto, una afectación del eje intestino-cerebro. Se verían afectados de forma importante la salud intestinal, la microbiota, el sistema inmunológico y también nuestras emociones.

El aumento de la permeabilidad intestinal y cerebral daría pie no solo al paso de toxinas hacia el sistema nervioso, lo cual alteraría sus funciones, sino que también afectaría a la producción de neurotransmisores y sustancias que modulan nuestro estado de ánimo. Sí, así como lo oyes, tus tripas son capaces de producir también neurotransmisores y cambiar tu estado de ánimo.

En el intestino se generan precursores de la serotonina (la hormona de la felicidad), de la dopamina (la hormona de la satisfacción o del placer) y del ácido gamma aminobutírico (GABA), que favorece la calma y la tranquilidad. Por eso se dice que el intestino es nuestro «segundo cerebro».

Además, los ácidos grasos de cadena corta (AGCC) producidos por una microbiota sana pueden atravesar también la barrera hematoencefálica y llegar al hipotálamo, donde regulan los niveles de GABA y la expresión de péptidos anorexígenos, sustancias que permiten el control del hambre y la saciedad. Así que una microbiota y un intestino sanos también intervienen en ese control del apetito.

Las alteraciones de la microbiota y la disbiosis podrían afectar también al eje encargado de disparar las respuestas de estrés, el eje hipotálamo-hipófisis-adrenales. Las glándulas adrenales son las encargadas de producir y regular la liberación de cortisol, la hormona del estrés. Por ello, seremos más propensos a segregar más cortisol y a tener mayores niveles de estrés si nuestra microbiota y nuestro intestino se encuentran desequilibrados.

Otro de los fenómenos curiosos relativos al eje intestino-cerebro es que cuando existe disbiosis intestinal, los propios microorganismos en desequilibrio producen sustancias y toxinas que no solo generan inflamación sistémica, sino que también actúan como neurotoxinas y generan neuroinflamación (inflamación del sistema nervioso).

Pero una de las conexiones más impresionantes que existen entre nuestro intestino y nuestro cerebro es el famoso nervio vago, que de vago, como siempre digo, «no tiene ná»... Representa una de las principales conexiones entre el cerebro y los principales órganos vitales, incluido el intestino. Permite controlar todos los actos involuntarios del organismo y, además, permite activar el sistema nervioso parasimpático, la parte de nuestro cerebro que favorece la relajación y el disfrute y que, por tanto, anula la actividad del simpático, que se activa ante situaciones amenazantes y, por tanto, durante la inflamación. El nervio vago actúa entonces como un interruptor ante la inflamación, y por eso me gusta decir que es nuestra segunda arma apagafuegos, una ayuda que le viene genial a nuestros bomberos para poder lidiar con el proceso inflamatorio.

En la consulta vemos que gran parte de los pacientes con problemas digestivos e inflamatorios experimentan más estrés y más cambios emocionales, y viceversa.

Eje intestino-cerebro y su relación con los estados de salud y enfermedad

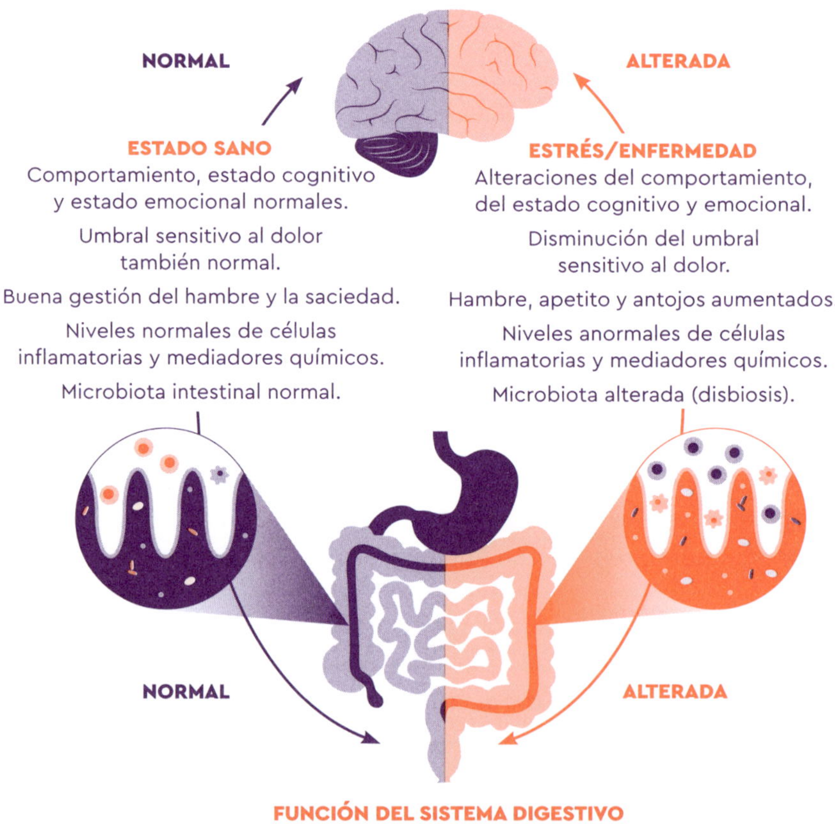

Las investigaciones señalan que en trastornos supuestamente desconocidos y de origen inflamatorio, como la fibromialgia, el intestino irritable, la fatiga crónica, la depresión, la ansiedad, el alzhéimer, el párkinson y otras enfermedades autoinmunes, puede haber una actividad muy bajita del nervio vago. Esto podría explicar también el mal control de la inflamación en estos casos.

Sin embargo, decir que todo es «por estrés» o «por los nervios» es una frase muy simplista. De hecho, existen más conexiones de nuestro intestino hacia nuestro cerebro que de nuestro cerebro hacia nuestro intestino. Con lo cual podríamos suponer que el problema empieza abajo y luego se retroalimenta con las alteraciones nerviosas que se producen en consecuencia.

Recientemente he escuchado que algunos psiquiatras ya están haciendo análisis de microbiota al tratar a sus pacientes con depresión. ¡Qué gran noticia! Con una microbiota alterada y, por tanto, con inflamación es evidente que no podrás producir GABA ni triptófano, así que no podrás estar relajado, ni mucho menos feliz ni sonriente. En estos casos se requiere algo más que terapia o psicofármacos para poder salir del bucle. Se requiere un abordaje multidisciplinar que permita recuperar la salud intestinal del paciente y, al mismo tiempo, aportar neurotransmisores y recursos para el manejo de las emociones. Porque ya sabes que el estrés también es un enemigo de la salud y de la inflamación, pero si la inflamación lleva al estrés y el estrés a la inflamación, ¡pues vaya lío que tenemos!

Por eso, es muy común encontrar pacientes con problemas digestivos y de disbiosis, pacientes con permeabilidad intestinal o simplemente pacientes inflamados que ven afectada su salud mental: depresión, tendencia ansiosa, psicosis, trastornos de personalidad límite, bipolaridad... Simplemente, y más allá de las etiquetas, presentan una afectación importante del estado de ánimo, de modo que algunos días son buenos, y otros, simplemente nefastos. Los síntomas más asociados a estos desequilibrios serían la dificultad para concentrarse, la neblina o niebla mental (una sensación de pesadez en la cabeza), el déficit de atención e hiperactividad, etc. Se sabe que esta neuroinflamación sería el mecanismo que podría explicar el vínculo entre las patologías inflamatorias y neurodegenerativas como el párkinson, el alzhéimer y la esclerosis múltiple.

La inflamación puede afectar a tu salud mental, y viceversa. Y no, no solo la dieta cuenta a la hora de controlar la inflamación. De hecho, como nutricionista puedo decirte que trabajar en equipo con psicólogos ha sido un cambio enorme en la forma en que entiendo, trato y trabajo con los pacientes, y los resultados son maravillosos.

Además del eje intestino-cerebro, existen otros ejes establecidos que podrían explicar por qué la inflamación y la disbiosis intestinal generarían tantos problemas de salud.

Un intestino permeable sería la puerta de entrada a una gran cantidad de tóxicos que saturarían la capacidad del hígado (eje intestino-hígado) de depurar, filtrar y limpiar el sistema y afectarían negativamente a sus funciones. Además de su papel como detoxificador, el hígado también ejerce un importante papel en el control de hormonas como los estrógenos, al regular sus niveles. Además, tanto en el intestino como en el hígado se genera la activación de la hormona tiroidea, lo cual le permite ejercer así sus funciones. Por ello, es también cada vez más común la enfermedad tiroidea (hipotiroidismo o hipertiroidismo), llegando a afectar a casi el 10 % de la población.

La piel es otro de los órganos más afectados por la inflamación y por la salud intestinal. En la piel también contamos con una microbiota bien diferenciada; tanto que se dice que la piel es un reflejo de lo que pasa en nuestro intestino.

LA DISBIOSIS Y LA INFLAMACIÓN NO SOLO SUCEDEN EN EL INTESTINO, SINO EN TODO EL ORGANISMO

Hasta ahora te he hablado mucho sobre bacterias y microorganismos, microbiota, disbiosis intestinal e intestino permeable, y sobre cómo ello se relaciona con la inflamación crónica. Y me encantaría decirte que la disbiosis ocurre solo en el intestino, pero no.

Tenemos microbiota, y, por tanto, microorganismos, en muchas partes del cuerpo, además del intestino. Sí que es cierto que la microbiota más extensa y representativa es la intestinal. De ahí que en sus inicios y hasta hace unos años se la llamara «flora intestinal» porque solo se conocía y se le daba importancia a la presente en nuestras tripas. Sin embargo, poco a poco se ha ido descubriendo que la microbiota está presente y coloniza muchos otros sitios aparte del intestino. Además, sus microorganismos, en sus diferentes localizaciones, están en plena comunicación, así que cuando existe disbiosis intestinal o los microorganismos del intestino se desequilibran, es muy probable que el resto de los microorganismos fuera del intestino también se vea afectado.

Composición de la microbiota en diferentes regiones del cuerpo

Principales poblaciones o nichos microbianos predominantes distribuidas en las diferentes mucosas del organismo

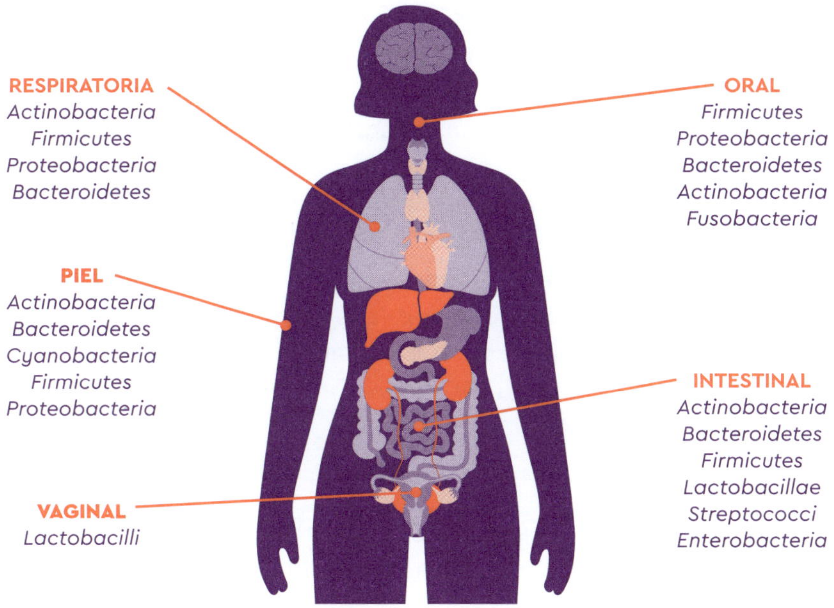

Además de en el intestino y en el tracto digestivo (desde la boca hasta el ano), la microbiota también está presente en el tracto respiratorio (bronquios, nariz, faringe, laringe), en los oídos, en los ojos, en el tracto genitourinario (genitales, vejiga, uréteres) y también en la piel.

Muchas de estas microbiotas, sobre todo las ubicadas en las mucosas del tracto digestivo, respiratorio y genitourinario, se encuentran unidas mediante tejido linfoide asociado a las mucosas (MALT, por sus siglas en inglés). Recuerda que las mucosas son aquellos lugares de tu cuerpo donde hay moco, secreciones o fluidos.

El tejido linfoide asociado a las mucosas sería la forma y el medio en que tu sistema inmunológico, en gran parte coordinado por las diferentes microbiotas y microbios, se comunica entre una mucosa y otra. Las células del sistema inmunológico presentes en las mucosas se ubican en folículos, donde se acumulan y se agrupan. Se llaman entonces «folículos linfoides». Gracias a los folículos linfoides, nuestras mucosas y microbiotas se encuentran conectadas y se comunican entre sí. Por ello, un desequilibrio o disbiosis de tu microbiota intestinal o vaginal repercutirá en tu tracto respiratorio o urinario, y viceversa. Esta es la razón por la que muchos pacientes que presentan infecciones y desequilibrios de las bacterias presentes en el tracto urogenital (cistitis, prostatitis, vaginosis o candidiasis) muestran a su vez problemas digestivos (estreñimiento, intestino irritable o dolor abdominal) o alergias y manifestaciones respiratorias. De hecho, resulta muy interesante —y es lo que hago en la mayor parte de los pacientes— tratar las infecciones e inflamaciones de forma integral, es decir, tratar todas las mucosas y microbiotas a la vez, poniendo especial énfasis en la intestinal por ser la más extensa. He visto cómo muchas cistitis crónicas y de repetición mejoran tan solo cuando tratamos la microbiota intestinal cambiando hábitos alimentarios y adoptando un estilo de vida antiinflamatorio... del que, por supuesto, te hablaré más adelante.

Por lo pronto, quiero que te quedes con la idea de que todo en tu cuerpo está muy conectado y de que nada sucede por casualidad. Que la inflamación crónica es un proceso desarrollado por tu sistema inmunológico en cuyo control ejerce un papel crucial la microbiota. Que además de la conocida microbiota intestinal, tenemos microbiotas en muchos sitios del cuerpo: piel, bronquios, nariz, laringe, faringe, oídos, ojos, boca, tracto gastrointestinal, genitales, vejiga y uréteres... Quiero que te queden muy claros estos sitios y localizaciones, porque ahora verás que casi todas las manifestaciones de la inflamación suceden justo en estos sitios.

INFLAMACIÓN E INFECCIÓN, DOS ENEMIGOS QUE CAMINAN DE LA MANO

Gastritis, colitis, rinitis, bronquitis, faringitis, laringitis, otitis, uveítis, vaginitis, cistitis, prostatitis, uretritis... y para de contar «itis». Seguro que a lo largo de la vida te ha tocado pasar por alguna o más de una (espero que no demasiadas).

El sufijo *-itis*, de origen griego, se refería inicialmente a una «enfermedad que afecta a», pero en la actualidad denota e implica la «inflamación» del órgano o sistema del que estemos hablando. La gastritis y la colitis se referirían a la inflamación del estómago y del colon, respectivamente, mientras que la rinitis, la bronquitis, la faringitis, la laringitis, la otitis, la uveítis, la vaginitis, la cistitis, la prostatitis y la uretritis denotan la inflamación de los conductos nasales, bronquios, faringe, laringe, oídos, ojos y estructuras oculares, vagina, vejiga, próstata y uréteres, respectivamente.

Estas «itis» e inflamaciones también van muy asociadas a las infecciones. De hecho, lo primero que nos viene a la cabeza al escuchar la palabra *cistitis* o *bronquitis* no es inflamación, sino infección. Y es que, de hecho, las infecciones son una de las principales causas de inflamación. Y sí, seguro que asocias las infecciones a procesos agudos para los que tienes que tomar antibióticos y que luego ya se pasan, pero existen también infecciones crónicas muy silentes y que aparentemente no causan mayores problemas, pero te van generando inflamación crónica.

Volvemos a lo mismo: ¿qué es lo que produce las infecciones? Los microbios. Pero también son ellos mismos los encargados de controlarlas.

En un buen estado de salud, los microbios y la microbiota comensal (es decir, la microbiota en equilibrio y simbiosis), en conjunto con nuestro sistema inmunológico, son los encargados de controlar el desarrollo de infecciones. Sin embargo, esto solo sucede si contamos con una microbiota y un sistema inmunológico en óptimas condiciones.

Implicaciones de la microbiota en la inflamación en estados de eubiosis (equilibrio) y disbiosis (desequilibrio) de la microbiota

- Estilo de vida proinflamatorio (estrés, sedentarismo, mal sueño)
- Modificaciones en la alimentación: dieta occidental, alta en procesados, baja en fibra, sobreingesta de alcohol.
- Drogas, antibióticos

MICROBIOTA COMENSAL (EUBIOSIS)

Interactúa con receptores de reconocimiento de patrones (PRR)

↓

Reconocen patógenos y microorganismos invasores y nos protegen contra ellos. Produce ácidos grasos de cadena corta a partir de la fibra de la dieta

↓

Función antiinflamatoria. Expansión de las células T reguladoras

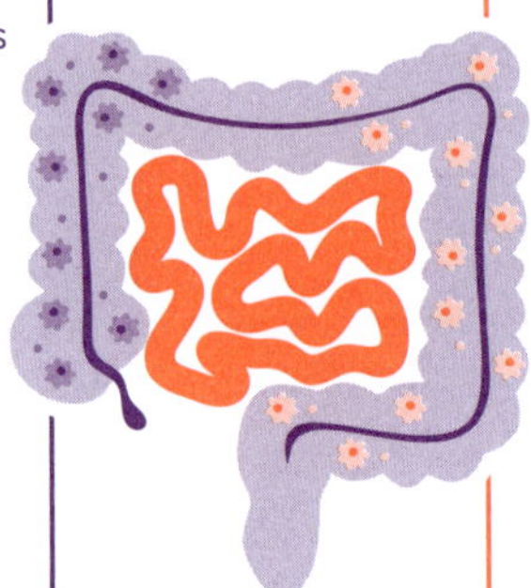

MICROBIOTA ALTERADA (DISBIOSIS)

Aumento de la permeabilidad intestinal (intestino permeable)

↓

Inflamación, autoinmunidad, sensibilidades alimentarias. Producción de ácidos grasos de cadena larga

↓

Inflamación. Aumento de linfocitos Th17

HOMEOSTASIS INMUNE
Menor riesgo de infecciones

AUTOINMUNIDAD
Infecciones recurrentes

Pero resulta que, hoy en día, nadie tiene la microbiota al cien por cien. Es algo complicado en este contexto de vida moderna y proinflamatorio en el que estamos expuestos a una alimentación occidental (llena de alimentos procesados, azúcares, grasas procesadas y escasa en fibra), a mucho estrés y a otros factores que juegan en nuestra contra. Además, también entra en juego la exposición a fármacos y antibióticos a edades cada vez más tempranas, así como a tóxicos y contaminantes.

Tenemos mucho miedo a los microbios, a las bacterias y a los virus. Vivimos en un tiempo en que el gel hidroalcohólico se ha vuelto nuestro fiel acompañante, en el que nos preocupamos por que todo huela bien, por la higiene, en el que nos da miedo cualquier cosa que «pillemos» de fuera. La realidad es que la mayor parte de las infecciones y estas famosas «itis» que pasamos tienen más que ver con la microbiota y su desequilibrio (disbiosis) que con factores externos y de «higiene». Aquí aplica lo mismo que para la vida en general: si quieres tener una vida feliz, no esperes que la vida te regale esa felicidad; búscala y cultívala dentro de ti. Y si no quieres contraer infecciones y vivir enfermo, preocúpate más por cuidar de tus propias bacterias y microorganismos, y menos por los que están fuera de ti.

Las infecciones son un factor contribuyente y muy ligado a los procesos inflamatorios crónicos y a la autoinmunidad. Es muy conocida la relación entre muchas infecciones víricas y bacterianas y el desarrollo de autoinmunidad. Por ejemplo, el virus de la mononucleosis o Epstein-Barr se ha estudiado por ser un factor de riesgo para el desarrollo de ciertas enfermedades autoinmunes sistémicas, como la esclerosis múltiple, el lupus y la artritis. Asimismo, ciertas infecciones periodontales, que generan la famosa periodontitis, se han vinculado al desarrollo de artritis reumatoide. También hay cada vez más estudios que vinculan la disbiosis intestinal con el desarrollo de enfermedades inflamatorias y autoinmunes. Y esto es algo bastante lógico. El sistema inmunológico no ha querido autoatacarse y generarte una enfermedad autoinmune, sino que lo único que pretendía era defenderte de «algo» que ha identificado como un enemigo (ya sea una bacteria, un patógeno, un virus o un agresor), pero ha sido ineficiente. No ha podido contra ese enemigo. Ha activado a todo su ejército, a todos sus soldados, durante mucho tiempo con el fin de eliminar la amenaza, pero no lo ha conseguido. Y este ejército ha acabado tan cansado y confundido que al final ha generado una respuesta de ataque e inflamación contra sí mismo, contra sus propias células y órganos. Y los bomberos se han quedado dormidos.

¿Y qué hacemos con las bacterias, los virus y los patógenos? ¿Nos alejamos de ellos para no sufrir una inflamación? En realidad, es un error pensar que aislarnos de los microorganismos es la solución para no padecer enfermedades inflamatorias y autoinmunes. De hecho, algo curioso y a la vez un tanto irónico es que aquellas poblaciones con «menos higiene» tienen microbiotas más sanas y un menor riesgo de padecer este tipo de enfermedades. Un reciente reportaje e investigación, después de realizar análisis de microbiotas a muchas poblaciones del mundo, concluyó que la microbiota más saludable la tenía una tribu indígena de Venezuela que vive en plena naturaleza, sin acceso a productos de higiene, a antibióticos ni a fármacos; por supuesto, esa tribu lleva una alimentación mucho más primitiva y natural, y tiene dosis mínimas del estrés moderno y enfermizo con el que convivimos.[9] Seguro que la salud de su microbiota se debe a más de un factor, pero, sin duda, las investigaciones sugieren que la higiene excesiva trae más problemas que beneficios. De hecho, muchos microorganismos e infecciones víricas, sobre todo en la infancia, son en parte necesarias para poder entrenar a nuestro sistema inmunológico y para hacerlo más resiliente y resistente en la vida adulta.

El problema central surge cuando nuestro sistema inmunológico no es capaz de generar una respuesta de ataque e inflamación realmente efectiva y eficiente contra el agente agresor. Para que la respuesta fuese efectiva y eficiente, bastaría con enviar muchos soldados para eliminar al posible patógeno, agresor o antígeno, y una vez eliminado, la guerra acabaría y todo volvería a la normalidad. El tema está en que muchos individuos conviven con infecciones crónicas no resueltas porque su sistema inmunológico no ha sido realmente eficiente a la hora de eliminar al agresor. En este caso, la batalla no ha sido ganada y el sistema inmunológico se encuentra generando una reacción de ataque e inflamación crónica poco efectiva.

Entonces ¿cuál crees que sería la solución? Siendo sensatos, la clave estaría en reforzar el sistema inmunológico del huésped, individuo o paciente para que logre tener una respuesta inmunitaria realmente eficiente y, así, eliminar al posible agresor y sofocar las llamas de la inflamación.

No es sensato ni inteligente aislarnos del mundo, evitar los virus y las bacterias, o tenerles miedo. De hecho, el miedo puede ser tu peor enemigo a la hora de potenciar tu sistema inmunológico. Es mucho más lógico trabajar en mejorar, optimizar, regular y potenciar nuestro sistema inmunológico y apagar así las llamas de la inflamación y de todos aquellos agentes (incluidos los microorganismos) que puedan estar detrás de ella.

¿DISBIOSIS ES IGUAL A INFLAMACIÓN O INFLAMACIÓN ES IGUAL A DISBIOSIS?

Comas lo que comas, la comida siempre producirá inflamación; es así y es inevitable. De hecho, cada vez que comes, tu cuerpo dispara una respuesta inmunológica de defensa para poder enfrentarse a cualquier potencial amenaza (patógeno, tóxico o agresor) que entre por tu boca. Comas lo que comas, el sistema inmunológico humano está programado para ello.

Después de cualquier ingesta se produce la llamada inflamación posprandial, que se refiere a la respuesta inmunitaria que generamos cada vez que comemos. Por ello, como ya imaginarás, una de las claves más importantes para reducir la inflamación será comer menos o, como mínimo, menos veces al día.

Por supuesto, no es solo la cantidad, la calidad y el tipo de alimentos que consumes lo que determina esa respuesta inflamatoria tanto posprandial (inmediatamente después de comer) como a corto, medio y largo plazo. Hay otro factor que debemos tener muy en cuenta, y es que hasta ahora hemos hablado mucho de disbiosis y de cómo esta se relaciona con una mayor respuesta inflamatoria y con un mayor riesgo de padecer enfermedades y trastornos derivados de esa inflamación. Al mismo tiempo, la propia inflamación crónica y las alteraciones que se producen en el sistema inmunitario perpetúan y empeoran la disbiosis, pues los microorganismos responden a estas alteraciones con más y peores desequilibrios.

Por eso, muchas veces veremos que un paciente con disbiosis es un paciente con inflamación crónica, y viceversa. Es casi seguro que un paciente inflamado (incluso en ausencia de problemas digestivos e infecciones) presenta problemas y alteraciones en su microbiota. Y nos preguntaremos: «Pero ¿qué fue primero: la inflamación o la disbiosis? ¿De qué me ocupo?». Ambas son importantes, y debemos trabajar en ambos frentes. En ocasiones cometemos el error (y aquí me incluyo) de centrarnos demasiado en qué comer y qué hacer para alimentar a la microbiota, sin darnos cuenta de que hay otros factores inflamatorios alrededor (y más allá de la comida) que pueden estar causando estragos. En realidad, es mucho más importante e inteligente llevar una alimentación que ayude a disminuir el ambiente inflamatorio, ya que ello ayudará a mejorar la disbiosis y, por tanto, la inflamación.

Recuerda que la inflamación crónica crea un ambiente hostil para tus células y microorganismos. Por eso, es determinante trabajar en este medio interno. Si hay inflamación crónica y de bajo grado, no puede haber un ambiente sano, nutritivo y de calma para tus microbios, y tampoco puede haber una microbiota equilibrada (eubiosis). Por suerte, una alimentación y un estilo de vida antiinflamatorios también beneficiarán a tu microbiota, por lo que una cosa llevará a la otra.

8

LAS HORMONAS Y LA INFLAMACIÓN: INSULINA, CORTISOL E HISTAMINA, LAS TRES ALIADAS DE LA INFLAMACIÓN CRÓNICA

LA RESISTENCIA A LA INSULINA: EL PASAPORTE A LA INFLAMACIÓN CRÓNICA

Anteriormente, te he hablado de la inflamación posprandial, ese fenómeno que hace que cada vez que comas «te inflames». Además del papel del sistema inmunitario y de los microbios, el otro factor que contribuye a esta inflamación posprandial es el aumento de los niveles de insulina después de una comida. La insulina es la que permite la entrada de glucosa, o azúcar en sangre, a tus células. La segregamos cada vez que comemos para poder asegurar que todo lo que comamos, una vez convertido en glucosa, vaya a las células musculares y al hígado para producir energía y también para utilizarse como «reserva energética».

La insulina es la «llave» para que la glucosa (azúcar o energía) presente en la sangre pase al interior de las células. Si bien es cierto que se asocia al azúcar, la glucosa es la forma en que se transforman los nutrientes y la energía que ingerimos día tras día. La glucosa es el nutriente esencial de las células, ya que a partir de ella obtienen la energía necesaria para realizar todas sus funciones. De hecho, cuando ingerimos alimentos, aunque no sean azúcar, estos terminan convertidos en glucosa por parte del organismo.

El problema de la insulina no es la insulina en sí misma, puesto que es necesaria, sino que se presente en concentraciones elevadas debido a la resistencia a la insulina. El problema es que la insulina en exceso es inflamatoria.

¿Por qué nos volvemos resistentes a la insulina?

En condiciones normales, el páncreas secreta insulina para permitir la entrada de glucosa a tus células, y, sobre todo, se segrega después de las comidas para permitir que la glucosa no se quede dando vueltas por la sangre y se utilice como energía. A continuación, la insulina vuelve a sus niveles basales o normales.

Sin embargo, si el páncreas detecta que está entrando mucha glucosa o energía al organismo (si comes en exceso, por ejemplo), segregará más insulina para intentar mantener los niveles de glucosa bajo control. Esto puede ser útil por un tiempo; de hecho, permite que la glucosa se mantenga en una concentración «normal» y pensemos que todo está bien, mientras que la insulina se mantiene alta, lo cual genera inflamación y causa estragos en tu cuerpo. El problema es que, como todo, esto tiene un límite y llega un momento en que los receptores (la puerta) de la insulina (la llave) cambian y dejan de responder a la insulina, volviéndose «resistentes» a ella. Tu cuerpo, al tener que gestionar niveles altos de glucosa (porque la glucosa no puede entrar por la puerta) segregará cada vez más insulina, hasta quedar agotado de tanto intentarlo, y aquí es donde viene el problema. La resistencia a la insulina dará lugar casi inevitablemente a una diabetes tipo 2, en la que las concentraciones de glucosa se descontrolarán y no habrá producción de insulina para compensarlo.

No hace falta que te alarmes, puesto que si bien la resistencia a la insulina es el paso previo a la diabetes tipo 2 (de hecho, también se conoce como «prediabetes»), pasará algo de tiempo hasta que aparezca una diabetes tipo 2 y, normalmente, el cuerpo avisa. Lo hará mediante signos y síntomas que son cada vez más comunes, porque, aunque no lo creas, la resistencia a la insulina se da mucho más de lo que piensas. En Estados Unidos, cerca de una de cada tres personas presenta resistencia a la insulina, según las cifras de los Centros para el Control y la Prevención de Enfermedades

(CDC, por sus siglas en inglés). Además, es un trastorno que me encuentro en casi todos los pacientes que acuden por problemas inflamatorios.

La resistencia a la insulina avisa de muchas formas y maneras, pero muchas veces la ignoramos. Hambre excesiva, antojos de azúcar, hipoglucemias o bajadas de azúcar, quistes en los ovarios, vello facial... son algunos de los signos típicos, aunque también podemos verlo en un análisis en sangre si más allá de la glucosa también medimos la insulina, antes y después de comer.

La resistencia a la insulina y el abordaje de niveles altos de glucosa son algunas de las causas de la inflamación, pero también una de las principales consecuencias, por varios motivos. Se ha visto que las concentraciones de glucosa, así como de insulina, afectarían negativamente a tu microbiota, promoviendo el crecimiento de bacterias posiblemente patógenas y, en consecuencia, alterando el sistema inmunológico. Además, la insulina es una hormona estrechamente conectada con el cortisol (la hormona del estrés) y con los niveles de estrés; de hecho, se sabe que «el azúcar sube cuando estamos estresados».

De igual forma, hacer frente a altas concentraciones de insulina y glucosa en sangre puede llevar al organismo a un estado de estrés metabólico y, por tanto, a un aumento de los niveles de cortisol. Pero no nos adelantemos. Pasemos ahora a conocer a ese famoso cortisol.

CORTISOL, QUÉ MAL VISTO TE TIENEN

El cortisol, como quizá ya sabes, es la hormona que segregamos en momentos de estrés. Está muy mal vista: la tachamos como culpable de todo y le atribuimos que el estrés nos esté matando. Pero la realidad es que, como todo en el cuerpo humano, tiene una razón de ser. Sin cortisol no podríamos tener energía, estar activos, despertarnos por la mañana, prepararnos para situaciones nuevas y desafiantes y realizar muchas funciones en el día a día. El problema viene, nuevamente, cuando hacemos frente a niveles elevados de cortisol, sobre todo si su elevación es constante. Es decir, cuando estamos estresados de forma crónica. ¿Y quién no vive estresado la mayor parte del tiempo hoy en día?

Todos segregamos cortisol. De hecho, el cortisol es uno de los grandes reguladores del ciclo del sueño y vigilia. Gracias al cortisol tenemos energía para despertar por la mañana y arrancar con fuerza e ímpetu cada día. Así que el cortisol no solo se segrega cuando tenemos estrés, sino que también posee un ciclo natural en el organismo y es esencial para despertar a tu cuerpo. Sin embargo, sus concentraciones aumentan cuando el cuerpo detecta una situación «amenazante» o estresante. El cortisol permite preparar así al organismo para hacer frente a estas adversidades y también a nuevos acontecimientos y retos en tu vida, que, claro que sí, se acompañan siempre de un pequeño susto.

Efectos del cortisol en nuestro organismo

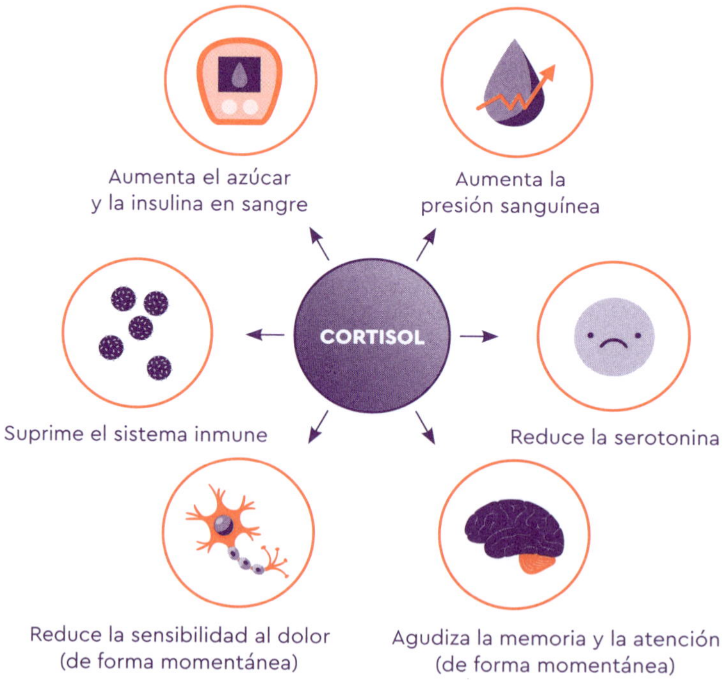

¿Y cómo lo hace? Aumenta los niveles de glucosa en sangre e inhibe o disminuye la acción de la insulina con el fin de que haya más azúcar y energía en la sangre para poder enfrentarnos y luchar. Así, tus células tendrán mucho combustible y energía para poder actuar. También suprime el sistema inmunológico y apaga la respuesta inflamatoria.

Entonces ¿el cortisol sería antiinflamatorio? Y, además, ¿me baja la insulina? ¿Fenomenal, no? Sí, pero su efecto solo será beneficioso si nos exponemos a él durante un corto período de tiempo. El aumento del cortisol en sangre termina siendo más inmunosupresor que antiinflamatorio, es decir apaga y suprime tu respuesta inmunológica y, por tanto, la inflamación, para permitir así que tu cuerpo se centre en resolver el momento estresante y al mismo tiempo paliar los efectos del estrés en tu cuerpo. El cortisol, más que la hormona del estrés, es la hormona que ayuda a sobrellevar el estrés.

El problema central vuelve a ser la secreción continua de cortisol, que ocurre, por supuesto, cuando vivimos en un estado de estrés e inflamación crónica. En esa situación nos enfrentamos a varios hechos:

→ Por un lado, el cortisol bloquea o inhibe los receptores de la insulina, por lo que tu cuerpo segregará cada vez más insulina para intentar compensar los efectos del cortisol. Por ello, un alto grado de estrés sostenido a largo plazo puede llevar al desarrollo de resistencia a la insulina, a niveles de azúcar e insulina por las nubes y, por tanto, a alimentar el círculo vicioso de la inflamación.

→ Por otro lado, el cortisol, al tener un efecto supresor directo en el sistema inmunológico, altera nuestro sistema de defensa, por lo que seremos más susceptibles a padecer cualquier tipo de enfermedad. ¿Acaso no te ha ocurrido que enfermas cuando estás más nervioso, ansioso o estresado? El cortisol inmunosuprime, inhibe a tus soldados y deja la puerta abierta para que todo pase.

→ En el peor de los casos se da un efecto rebote del cortisol y también la resistencia al cortisol. En esta situación, el cortisol

> ya no es capaz de unirse a su receptor y sus concentraciones en sangre suben cada vez más (con todas sus consecuencias). Al igual que ocurre con la insulina, en que las células beta del páncreas acaban cansándose de tanto producir insulina y dejan de generarla e inducen una diabetes tipo 2, en la resistencia al cortisol, las glándulas adrenales o suprarrenales acaban agotándose, generando entonces la famosa fatiga adrenal, que se produce cuando ya no hay más cortisol en sangre y, por tanto, ya no hay más energía. Esto explica, en gran parte, algunos síntomas y signos que nos encontramos en las personas con inflamación crónica a causa del estrés, así como los síndromes de estrés postraumático. Y en gran parte, es lo que está detrás de algunas enfermedades inflamatorias como la fibromialgia y la fatiga crónica.

El cortisol es una hormona estrechamente ligada al control de la inflamación y tener unos niveles óptimos es clave para poder vivir con salud y desinflamados. Tanto su exceso como su defecto causan problemas. Necesitamos cortisol en las cantidades justas. Su exceso puede agravar la resistencia a la insulina, alterar la microbiota, dejarnos sin defensas y aumentar la permeabilidad intestinal, precipitando el desarrollo de enfermedades. Asimismo, un cortisol bajo afectará negativamente al equilibrio energético del organismo, alterará el sueño y el ritmo circadiano y también la capacidad de resolución de la inflamación.

LA HISTAMINA Y LAS ALERGIAS: MÁS ALLÁ DE UN ESTORNUDO

Necesité mucho tiempo, mucho estudio y también mucha experiencia personal con la histamina para entender su profundo papel en la salud.

Si tienes alergias como yo, tal vez te suene la palabra «antihistamínico», y si, por suerte para ti, no las tienes, te la puedo explicar. Los antihistamínicos son fármacos que, como su nombre indica, disminuyen la liberación de histamina. La histamina es una molécula que produce diversos síntomas, pero principalmente síntomas alérgicos:

estornudos, *rash* o erupciones cutáneas, dermatitis, rinitis, asma y picazón.

En mi caso soy alérgica al polvo, a los ácaros, a múltiples medicamentos (AINE, aspirina), y también presento muchas sensibilidades a olores, aromas y productos químicos o de limpieza. En su momento también fui alérgica a alimentos como el marisco y los crustáceos, cosa que cambió en mi adolescencia. Este fenómeno ocurre mucho durante la vida, y aquí viene la pregunta: ¿son las alergias para toda la vida? Mmm, sí y no...

En primer lugar, vamos a diferenciar lo que es la alergia clásica de lo que es la histaminosis no alérgica. Porque si bien la histaminosis produce síntomas de alergia, no es lo mismo ni es igual que una reacción alérgica.

La alergia clásica se produce mediante la intervención del sistema inmunológico y de los anticuerpos o inmunoglobulina tipo E (IgE). En la alergia se generan anticuerpos de tipo inmunoglobulinas E y células de memoria que reconocen y saben cuál es el antígeno o sustancia agresora que genera la alergia. En la alergia se produce también una activación de los mastocitos (las células del sistema inmunológico encargadas de mediar los procesos alérgicos) las cuales liberan histamina al torrente sanguíneo, produciendo gran parte de la sintomatología. Debido a las células del sistema inmune y a la memoria celular, las alergias suelen ser un diagnóstico para «toda la vida»; de hecho, suelen ir a peor en la medida en que nos exponemos cada vez más al antígeno o sustancia alérgena. Sin embargo, algunas alergias diagnosticadas en la infancia pueden cambiar tras la adolescencia por el propio desarrollo inmunitario y los cambios hormonales. De hecho, yo ya no soy alérgica al marisco (una suerte, porque me encanta).

Los casos de alergias mediadas por IgE suelen ser peligrosas, ya que pequeñas cantidades del alérgeno provocarían una sintomatología muy rápida (rinitis, congestión nasal u ocular, edema de tejidos, picor). En casos más graves podría llegarse a un *shock* anafiláctico, en el cual podría verse sumamente afectado el sistema cardiorrespiratorio, lo cual provocaría la muerte.

En el segundo caso, en la histaminosis no alérgica, no interviene el sistema inmunológico, pero, por alguna razón, se acumula histamina en los tejidos, que es la sustancia responsable de generar los síntomas alérgicos. En este caso no participan el sistema inmunológico ni la inmunoglobulina E, pero sí existe liberación de histamina por células del sistema inmunitario, por lo que la sintomatología es similar. Sin embargo, mientras que en la alergia los síntomas se producen de forma rápida tras la ingesta del alimento agresor y se vuelve a la normalidad en unas horas, en el caso de la histaminosis no alérgica se trata más bien de un proceso acumulativo, persistente y que tiende a permanecer. La diferencia radicaría entonces, entre otras cosas, en la forma, el tiempo y el mecanismo inmunológico de liberación.

ALERGIA	HISTAMINOSIS NO ALÉRGICA
- Inmunomediada. - Participación de IgE y células de memoria. - Causa: ingesta de alimentos a los que el organismo es alérgico. - Síntomas rápidos (30 minutos a una hora) y graves. - Aguda y rápida. - Liberación de histamina. - Responde a antihistamínicos. - Síntomas más comunes: palpitaciones, rinitis alérgica o estornudos, edema en cara y párpados, ojos llorosos, picor y prurito en el cuerpo, dificultad respiratoria.	- No inmunomediada. - Participación de enzimas (DAO y HMT). - Causa: mala degradación de la histamina endógena (tejidos) o exógena (alimentos). - Síntomas acumulativos, más lentos (horas, días), pero sin riesgo de gravedad. - Crónica y persistente. - Liberación de histamina. - Responde a antihistamínicos. - Síntomas más comunes: palpitaciones, rinitis alérgica o estornudos, edema en cara y párpados, ojos llorosos, picor y prurito en el cuerpo, dificultad respiratoria. Además, puede producir también dolor de cabeza, migrañas y dolor articular.

En general, la histamina actúa como una hormona, pero también como un neurotransmisor, ya que regula diferentes funciones biológicas y lleva mensajes e información a muchas partes del organismo. La histamina regula muchos procesos de defensa y activación, como la secreción de ácido estomacal y, en gran parte, los ciclos de sueño y vigilia. Es también una hormona asociada a la actividad y al estrés. De hecho, su secreción está muy ligada al cortisol, de forma que un aumento de los niveles de cortisol conllevaría un aumento de los niveles de histamina, por lo que, como ya imaginarás, un grado de estrés elevado también sería un factor que contribuye a la histaminosis.

En condiciones normales, parte de la histamina la genera nuestro propio cuerpo; a esa la llamaremos «histamina endógena». Otra parte se ingiere a través de los alimentos de nuestra dieta; a esa la llamaremos «histamina exógena».

Para asegurar que no se genere un exceso de histamina, nuestro cuerpo creó dos superenzimas que permiten su degradación. Recuerda que las enzimas son aceleradoras de procesos, permiten degradar sustancias y hacerlo todo más fácil. La primera es la enzima diamino oxidasa (DAO), presente en el intestino, que permite la degradación de la histamina procedente de los alimentos (exógena). Además, existe otra enzima degradadora de histamina en los tejidos y en el interior de las células, una transferasa llamada histamina-N-metiltransferasa (HMT), que se encarga de degradar la histamina que produce nuestro cuerpo (endógena).

De esta forma, nuestro organismo controla que no haya acumulación de histamina y, por tanto, histaminosis. La histaminosis sería entonces la acumulación de histamina en los tejidos debido a alguna de estas causas:

- Un aumento de su ingesta a través de los alimentos.
- Una producción excesiva de histamina por parte de nuestros tejidos.
- Una mala o inadecuada degradación por parte de las enzimas encargadas de eliminar la histamina.

Normalmente, no es que se produzca a o b de forma aislada, sino que más bien suele deberse a una mezcla de varias causas. Por ello, solemos decir que la histaminosis suele ser el resultado de un mal control de los niveles de histamina y, normalmente, su acumulación es producto del déficit de las enzimas que la degradan (DAO y HMT), a lo cual se añade el exceso de ingesta de alimentos ricos en histamina y el aumento de la producción de histamina endógena por nuestro propio cuerpo.

El problema de la histamina es que, si bien es una sustancia necesaria, si se acumula, produce múltiples problemas y alteraciones. Normalmente, puede generar estos síntomas:

- → Dolores de cabeza
- → Alergias (rinitis alérgica, erupciones en piel, urticaria, picores)
- → Edema facial y palpebral (alrededor de los párpados)
- → Ojos llorosos
- → Cansancio
- → Dolores musculares y articulares
- → Vértigos
- → Alteraciones digestivas
- → Alteraciones en la piel como dermatitis, rosácea o urticaria.

La diversidad de síntomas que produce el exceso de histamina o histaminosis se debe a que la histamina tiene receptores en todos lados, es decir, puede generar desequilibrios y síntomas en casi todos los órganos y sistemas del organismo.

En este cuadro podemos observar cómo actúa la histamina en todos los niveles. Los receptores de la histamina se encuentran distribuidos por todos los órganos y sistemas del organismo (H1: sistema digestivo, vasos sanguíneos, útero, tracto respiratorio, piel; H2: médula ósea, sistema digestivo, vasos sanguíneos; H3: sistema nervioso central; H4: se estudia en médula ósea). De esta forma, según el receptor al que se una la histamina (H1, H2, H3, H4) y el órgano o sistema en concreto, se generarán uno o más síntomas derivados.

Mecanismos de acción y receptores de la histamina en el cuerpo humano

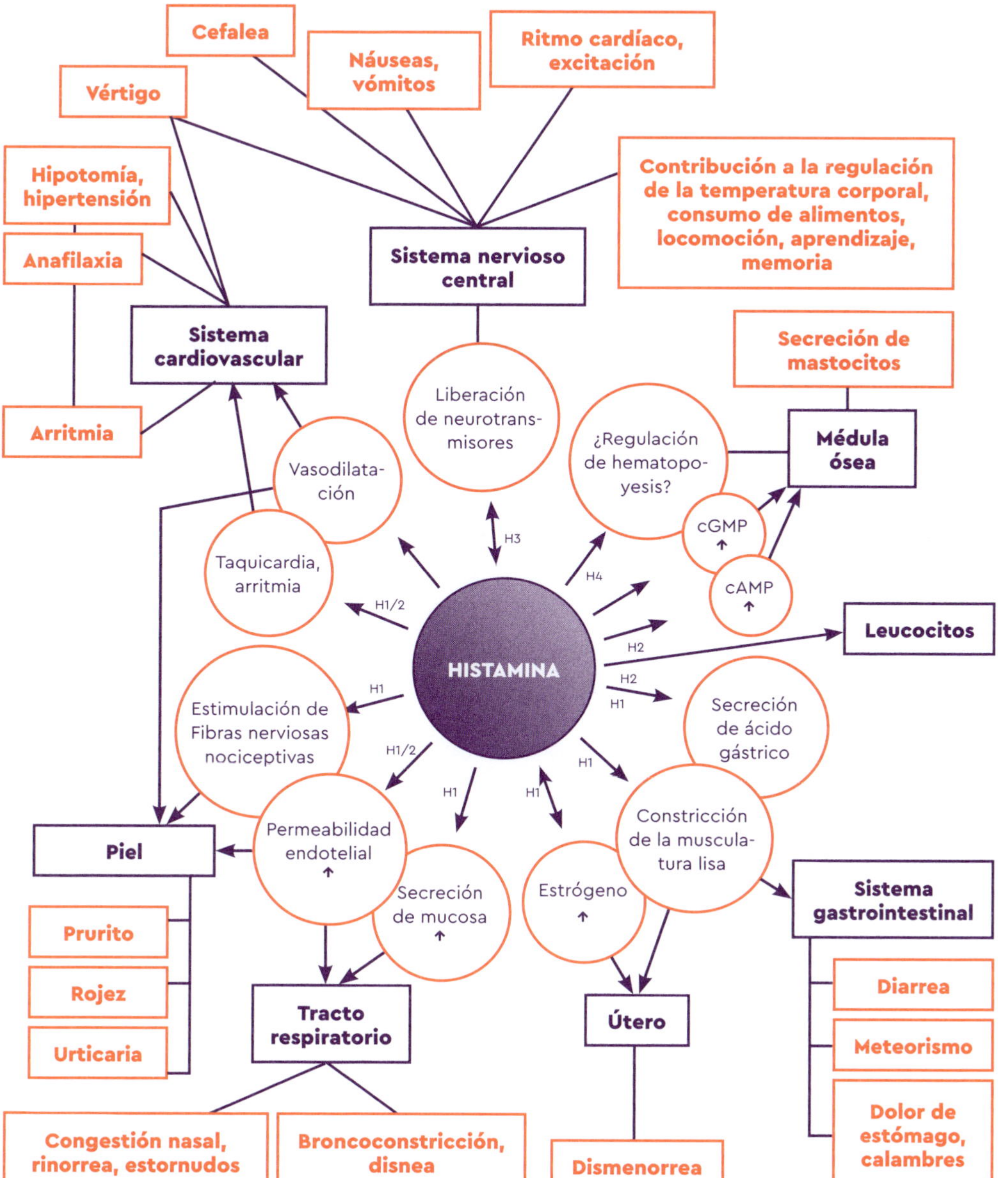

Fuente: Resumen adaptado de Maintz L., Novak N. «Histamime and histamine intolerance» *American Journal of Clinical Nutrition*, 2007, 85, pp. 1185-1196.

He hablado largo y tendido sobre la histaminosis por una sencilla razón; casi todos los pacientes con inflamación presentan síntomas de histaminosis. Si nos fijamos en los signos y síntomas de la histaminosis, encontramos muchas similitudes con los que existen en un estado de inflamación crónica y que también ocurren cuando existe disbiosis intestinal.

Y es que todas estas condiciones tienen un común denominador: todas cursan con desequilibrios en los ejes de estrés, además de alteraciones en la flora o microbiota intestinal (disbiosis). El cortisol aumentaría los niveles de histamina, y viceversa, ya que la histaminosis conlleva un aumento de los niveles de estrés y, por tanto, de cortisol. Así mismo, las alteraciones en la microbiota o flora intestinal (disbiosis) reducen la actividad de la enzima DAO (encargada de degradar la histamina de los alimentos) y, además, se ha visto que los propios microbios en disbiosis podrían aumentar la producción de histamina endógena. Todo esto lleva a que en todos los trastornos inflamatorios exista de base un mal manejo de la histamina, lo que explicaría parte de la sintomatología alérgica y de dolor e inflamación que encontramos en estos pacientes.

Una vez más podemos decir que la histaminosis en sí misma no es una enfermedad, ni tampoco es la raíz del problema. Hay que averiguar qué está pasando y cuál es el mecanismo que explicaría la acumulación de los niveles de histamina. Casi siempre suele ocurrir que el déficit enzimático (DAO o HMT) impide una buena degradación de la histamina o bien que aumenta su producción por parte de los tejidos.

En el primer caso, el déficit enzimático podría darse en ciertos individuos genéticamente predispuestos (déficit genético de DAO o HMT), aunque en la mayor parte de los casos suele deberse a alteraciones digestivas (intestinales o hepáticas), a una disbiosis intestinal, al estrés, a un trauma o a una sensibilización inmunitaria a alimentos y sustancias. En estos casos puede ser conveniente reducir, de forma temporal, el consumo de alimentos ricos en histamina (alimentos fermentados, quesos curados, embutidos, salmueras, alimentos cítricos, tomate o pimientos). Sin embargo, es importante trabajar la raíz del problema: reducir la inflamación y la posible disbiosis, para así mejorar la producción de la enzima DAO y al mismo tiempo favorecer su buena eliminación a través de la HMT. Tanto la histamina como la enzima DAO pueden medirse en sangre. Un paciente con altos niveles de histamina en sangre, alta excreción de histamina en orina o bajos niveles de DAO tendrá una fuerte tendencia a presentar histaminosis. Pero pueden existir muchos casos en los que tengamos una DAO o una histamina normal y presentemos síntomas; en este caso sospecharíamos de una histaminosis endógena o producida por nuestros tejidos o células, que puede deberse al estrés, a sensibilidades alimentarias, a cambios hormonales o, por supuesto, al mismo contexto inflamatorio del paciente.

Una histaminosis endógena suele ser muy común, sobre todo tras eventos traumáticos o fuertes períodos de estrés, ya que al ser la histamina una hormona activadora y, al igual que el cortisol, necesaria para lidiar y prepararnos para hacer frente a situaciones amenazantes, podría darse una sobreproducción de la misma en los tejidos que explicase la histaminosis.

Como habrás podido ver, tanto la insulina como la histamina y el cortisol tienen algo en común: estas tres sustancias van muy ligadas a los niveles de estrés e inflamación. Y es que un cuerpo estresado es un cuerpo inflamado, y viceversa.

9

EL ESTRÉS OXIDATIVO, EL ENEMIGO DE TUS CÉLULAS

¿A qué te suena lo de «oxidativo»? A oxígeno... esa molécula esencial para la vida humana. Todos los seres vivos, que necesitamos oxígeno para vivir, generamos procesos de oxidación en nuestras células, es decir, generamos los famosos radicales libres de oxígeno o especies reactivas de oxígeno. Todo proceso celular genera estas especies reactivas de oxígeno.

El problema de los radicales libres de oxígeno es que son altamente inestables porque les falta un electrón. Esta inestabilidad hace que entren en conflicto y dañen otras células, lo cual causa daño y muerte celular. Todos producimos radicales libres. Son un subproducto del metabolismo normal de oxígeno y también tienen un importante papel en la señalización de otras células, ya que activan el sistema inmunológico y le permiten actuar contra la inflamación y las infecciones. El problema viene de nuevo cuando su producción se descontrola y, por tanto, generamos un exceso de radicales libres, produciéndose el famoso estrés oxidativo.

Por suerte, contamos con un maravilloso sistema para poder neutralizar los radicales libres y reducir ese estrés oxidativo: los famosos antioxidantes. Los antioxidantes donan un electrón a los radicales libres, neutralizándolos y devolviéndoles la estabilidad que necesitan para no dañar otras células ni generar más estrés. Nuestro cuerpo cuenta con sus propios sistemas antioxidantes, llamados «antioxidantes endógenos»; la mayoría son enzimas, como la catalasa, la superóxido dismutasa (SOD) y el glutatión. Otra parte de los antioxidantes los aportamos de forma exógena a través de la alimentación (vitamina C, vitamina E, carotenoides, selenio) o incluso con otros métodos, como tocar la tierra, el famoso *earthing*, que también puede ayudar a equilibrar tus cargas de electrones y mejorar tus sistemas antioxidantes. El principal beneficio del *earthing* es que la tierra es una fuente inagotable de electrones libres que podrían actuar neutralizando los radicales libres. Por eso se habla tanto hoy en día de comer antioxidantes y caminar descalzo; hablaremos de ello más adelante.

Cómo ya podrás imaginar, un cuerpo inflamado suele tener estrés oxidativo; son dos procesos que van a la par. Un cuerpo inflamado tiene un mayor grado de activación celular. Las células del sistema inmunológico, una vez activadas, intentarán trabajar en conjunto para resolver esa inflamación, y en ese proceso generarán muchos radicales libres. Son muchos los factores que pueden aumentar el estrés oxidativo en el organismo: un estado de inflamación crónica, las infecciones, pero también una alimentación pobre en antioxidantes, una sobreexposición a tóxicos, el tabaco y, por supuesto, el estrés psicológico o emocional son algunos de los principales.

Te hablo del estrés oxidativo porque muchas de las consecuencias de la inflamación se deben a este estrés. Por ello, un estilo de vida antiinflamatorio buscará, entre otras cosas, ayudarte a mejorar la inflamación y, sobre todo, a llenarte de antioxidantes para que mejores tu estrés oxidativo.

10

LAS HORMONAS SEXUALES (ESTRÓGENOS Y PROGESTERONA) Y SU RELACIÓN CON LA INFLAMACIÓN

Existen muchas hormonas, pero en este caso me centraré mucho en los estrógenos y la progesterona, las principales hormonas sexuales, que sobre todo predominan en la mujer, aunque los hombres también tienen estrógenos. Estas dos hormonas son, en gran parte, las que determinan el ciclo menstrual. Mantener un buen equilibrio entre ambas hormonas es clave para tener una buena salud hormonal. Su desequilibrio está detrás de muchas de las enfermedades de hoy en día.

Los estrógenos tienen una actividad proliferativa y un rol activador; promueven el crecimiento y la proliferación celular, y por su capacidad proliferativa y activadora decimos que los estrógenos nos dan energía y «vidilla». Durante el ciclo menstrual femenino, la mujer puede sentir que cuando los estrógenos están aumentando, tiene más energía y más ganas de comerse el mundo, y experimenta también un aumento de la libido y de muchas otras funciones. Los estrógenos son responsables de producir la ovulación y, por tanto, se secretan en mayor medida durante la edad fértil. Los estrógenos se fabrican principalmente en los ovarios, aunque también se producen en otros lugares de nuestro cuerpo, como la piel, los huesos, el hígado, el tejido graso o las glándulas suprarrenales. Así, tenemos receptores de estrógenos en casi todos los órganos del cuerpo. Sí, lo que oyes: los estrógenos pueden tener un impacto en casi todos los *órganos* y *sistemas*.

Por otro lado, la progesterona sería la hormona opuesta al estrógeno. Se produce en mayor medida en los ovarios después de la ovulación, con la finalidad de preparar el útero para la gestación y las mamas para la lactancia (eso si hubiese fecundación o embarazo). En el caso de que no haya fecundación, al final del ciclo se producirá la menstruación. Además, la progesterona sirve para equilibrar los efectos proliferativos y activadores de los estrógenos y, por lo tanto, nos ayudaría a relajarnos, disminuyendo la activación. En resumen, la progesterona:

- Induce un estado de relajación y calma. Por eso la llaman «hormona de la tranquilidad».
- Reduce la histamina, a diferencia de los estrógenos, que la aumentan. Ya vimos el papel de la histamina en la inflamación.
- Disminuye la actividad del sistema inmunitario de defensa (reduce los soldados) y, por tanto, reduce la inflamación. Sin embargo, hace a la mujer **más propensa a infecciones, y de ahí que antes de la regla (justo cuando existe un pico de progesterona) tengamos más tendencia** a contraer infecciones.
- Disminuye los coágulos menstruales.
- Ayuda a asimilar el zinc, que es muy importante para el correcto funcionamiento hormonal.
- Frena la actividad inmunoestimuladora de los estrógenos, pudiendo prevenir así enfermedades inflamatorias y autoinmunes.

Aunque ambas hormonas son necesarias, ya podrás imaginar lo que ocurriría si se produce un desequilibrio hormonal entre estrógenos y progesterona. De hecho, lo más común del mundo es encontrar desequilibrios hormonales a favor del estrógeno y en detrimento de la progesterona, lo cual favorece la inflamación. Por esta razón, la mujer es más propensa a padecer problemas de inflamación y enfermedades autoinmunes que el hombre, y las hormonas tienen mucho que ver en esto.

EL HIPERESTROGENISMO

Al tener los estrógenos y la progesterona funciones opuestas, un desequilibrio a favor de los estrógenos, o hiperestrogenismo, puede hacer que se manifieste más inflamación y que surjan trastornos como dolor menstrual, reglas abundantes, acné, dolores de cabeza, retención de líquidos, manchados entre reglas, infecciones recurrentes, así como un aumento de los síntomas asociados al síndrome premenstrual (SPM), ovario poliquístico, miomas y endometriosis. En casos más graves, este desequilibrio podría aumentar el riesgo de cáncer de mama o endometrio.

Pero ¿por qué se acumulan los estrógenos? ¿Qué podemos hacer para tener un buen equilibrio hormonal?

El hiperestrogenismo conlleva inflamación. Por ello, controlar nuestros niveles de estrógenos y asegurar un buen equilibrio entre estrógenos y progesterona es clave para poder reducir la inflamación y, al mismo tiempo, mantener las funciones del sistema inmunológico.

Normalmente, el hiperestrogenismo sucede por alguna de estas causas:

- **Baja actividad de la progesterona o déficit de progesterona, que es la hormona compensatoria de los estrógenos.** Esto suele ser una causa muy común en casi todas las mujeres en edad fértil. La progesterona es sumamente **sensible a los niveles de estrés,** así que es fácil notar que la regla se desordena en períodos de estrés o crisis emocionales.

- **Mala eliminación de los estrógenos.** Los estrógenos se eliminan gracias a la acción del sistema digestivo (intestino), y, sobre todo, a través del hígado, durante las fases de **detoxificación hepática,** principalmente gracias a los procesos de hidroxilación y metilación. En la segunda fase de detoxificación, casi la más importante, encontramos la metilación. Los metilos son pequeñas moléculas derivadas del metabolismo de aminoácidos como la metionina (aminoácido esencial). Estos metilos se unen a los estrógenos para facilitar su excreción y así evitar que los estrógenos se acumulen en exceso. Una vez metilados los estrógenos, una quinta parte de estos se elimina por la bilis (hacia el intestino) y el resto se elimina por la orina (riñones). Ya ves por qué es tan importante tu hígado y sus procesos de detoxificación, que, como ya sabes, tienen mucho que ver con tu salud intestinal y tu microbiota.

→ **Resistencia a los receptores de estrógenos.** Una hiperproducción de estrógenos puede causar la sobresaturación de sus receptores y el bloqueo de su entrada a las células. Esta hiperproducción o exceso de estrógenos puede deberse a una acumulación de los mismos (por una mala eliminación de los estrógenos por parte del hígado) o bien a la ingesta de los llamados **disruptores endocrinos o xenobióticos**, sustancias muy parecidas a los estrógenos que produce tu cuerpo, pero que proceden de los pesticidas, los aditivos o los plásticos, entre otros.

→ **Disbiosis y estroboloma.** La disbiosis, o el desequilibrio de la microbiota, puede afectar de forma importante a la actividad de ciertos microorganismos gastrointestinales y provocar un aumento de los niveles de estrógenos. Este sería otro mecanismo por el que la disbiosis conduce a la inflamación. Una vez metilados por el hígado, los estrógenos son eliminados por el intestino gracias al famoso «estroboloma» un conjunto de bacterias capaces de modular la circulación enterohepática de los estrógenos y así influir en los niveles circulantes de estas hormonas y en su excreción. La disbiosis intestinal podría entonces llevar a la acumulación de los estrógenos en el intestino y, posteriormente, devolverlos a la sangre, lo cual aumentaría su concentración en la sangre.

11

LA GRASA COMO MECANISMO DE DEFENSA

Como decía en la introducción del libro, pasé mucho tiempo de mi vida haciendo dietas. Antes y después de ser dietista seguí haciéndolas, probé muchísimos tipos y me pasé tiempo buscando alguna que fuese ideal y efectiva para mí. Estaba «gordita», aunque más que gordita, ahora sé que estaba inflamada, y no, no perdía peso con las típicas dietas tradicionales. Aun comiendo 1.200 calorías diarias a rajatabla y matándome a hacer ejercicio, mi cuerpo no respondía, o al menos no lo hacía de forma consistente. Estaba todo bien calculado; yo cumplía mi plan, pero algo no funcionaba. Casi siempre ocurría lo mismo: comenzaba todo bien, perdía algo de peso, pero al cabo de un par de semanas no solo me cansaba, sino que lo dejaba todo, bien sea por unos antojos incontrolables o bien porque no veía más resultados. Por eso aquí no te voy a hablar de cómo perder peso con una dieta antiinflamatoria, sino de cómo la inflamación puede ser la causa de que no pierdas peso, y, sobre todo, que la grasa corporal, esa que tanto te pesa y de la cual quieres deshacerte, tiene un papel. Tu grasa simplemente quiere protegerte. Tu grasa y mi grasa actúan como un mecanismo de defensa.

Hasta aquí ya sabes que la inflamación es el mecanismo mediante el cual las células del sistema inmunológico reaccionan frente a cualquier estímulo «agresor» o amenazante, es el mecanismo que permite a tu cuerpo defenderse. Así, un cuerpo inflamado es un cuerpo que está en un estado de defensa, es un cuerpo que está sometido a estrés, es un cuerpo que se siente amenazado.

Nuestros genes humanos, aunque han evolucionado, aún son muy primitivos, y durante mucho tiempo han asociado un estado de «estrés y amenaza» con hambre y escasez. Recuerda que nuestros genes están mejor adaptados a la escasez de alimentos y al hambre que a la abundancia. Hemos pasado siglos y épocas en los que el acceso a la comida era complejo, en los que había guerras y hambrunas. Para eso estamos muy adaptados, mucho mejor adaptados que para tener alimentos 24/7, como sucede en la vida moderna. Por ello, ante cualquier estímulo que pueda resultar amenazante y estresante para tu cuerpo, este reaccionará generando grasa. Tu cuerpo genera grasa porque durante mucho tiempo ha entendido que esta es una forma de defenderse y prepararse ante una posible hambruna (amenaza).

Por lo tanto, un cuerpo que vive en un estado de inflamación y estrés tendrá tendencia a ganar, más que peso, grasa. Asimismo, recuerda que un estado de inflamación conlleva un aumento de hormonas relacionadas con el estrés, es decir, las tres mosqueteras de las que hablábamos antes: la insulina, el cortisol y la histamina. Estas tres hormonas también contribuyen de forma significativa a un aumento de la ganancia de peso y de grasa.

Y aquí vienen a cuento estas preguntas: ¿es el estrés el que lleva a la inflamación, o la inflamación lleva al estrés? ¿Es la inflamación la que hace que subas de peso, o es el exceso de peso el que produce inflamación? Tanto un período de estrés prolongado puede llevar a desarrollar inflamación y aumento de peso como también la inflamación crónica conllevaría un aumento de las hormonas del estrés y la ganancia de grasa.

El estrés es causa y consecuencia de la inflamación, y la inflamación es causa y consecuencia de los altos niveles de grasa corporal.

Un organismo estresado es un organismo inflamado, y viceversa. Y un organismo inflamado será más susceptible a la ganancia de peso y de grasa, así como a alteraciones metabólicas derivadas de ello, y viceversa.

Niveles de grasa corporal y su relación con la inflamación

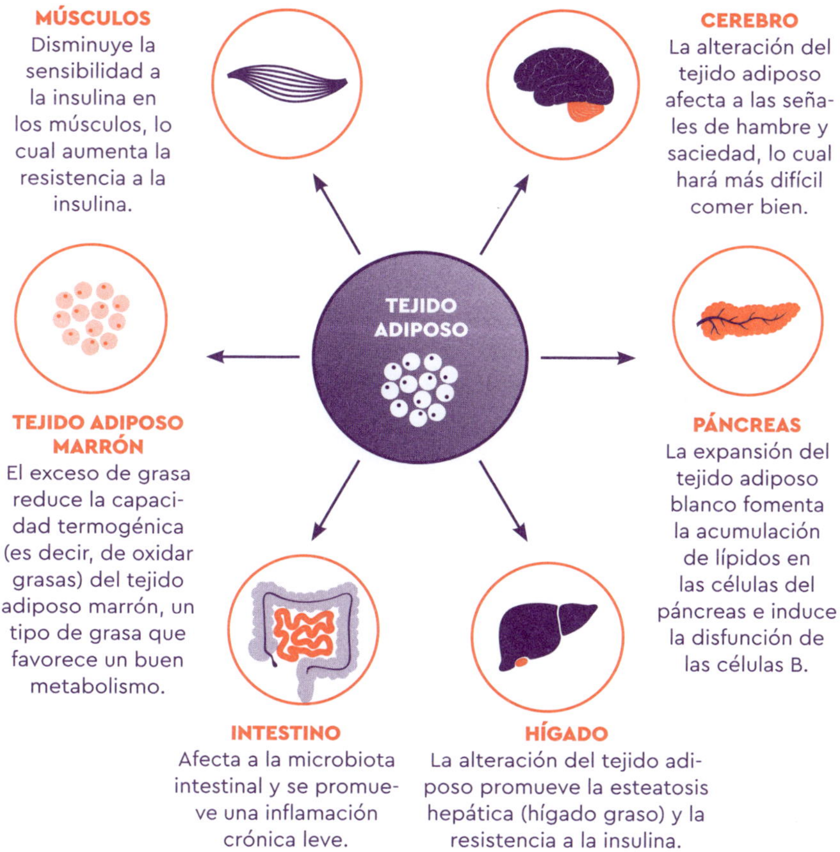

Por tanto, la ganancia de peso y de grasa, así como la dificultad para perderlos, obedecen muchas veces a un organismo y a un metabolismo estresado e inflamado. Y lo peor está por venir. Ante la incapacidad de perder peso, es muy común encontrar a pacientes que se someten a dietas extremas y a extenuantes rutinas de ejercicio con la esperanza de que así sí va a funcionar. Y de esta manera solo logran elevar aún más las hormonas del estrés, lo cual lleva a más inflamación y más ganancia de grasa.

Así pasé yo muchos años, sin lograr entender cómo mis dietas de 1.200 calorías, perfectamente calculadas en porcentajes de macronutrientes (proteínas, grasas y carbohidratos), no resultaban efectivas, lo cual me llevó a un círculo vicioso de frustración, más estrés y, por tanto, más inflamación. Aún hoy en día no soy la típica nutricionista ni una mujer delgada, sino que soy por naturaleza de piernas y caderas anchas (al estilo latino) y tengo un cuerpo bastante sensible a la inflamación. De hecho, puedo sentir rápidamente cómo mi cuerpo cambia cuando se somete a situaciones de estrés, a cambios emocionales. Puedo sentir cómo rápidamente me inflamo y me hincho ante estas situaciones.

Tengo que decir que estos cambios y fluctuaciones «inflamatorias» son más comunes, rápidas y notorias en la mujer. Las mujeres tenemos una gran batería de hormonas y, además, evolutivamente, llevamos peor los estímulos «estresores». Creo que, de alguna manera, la evolución humana fue hecha así para que rápidamente actúes y cambies cosas en tu vida, para así asegurar mejor la fertilidad y la continuación de nuestra especie humana en este mundo.

Seguro que si estás leyendo estas líneas y no te reconoces, eres de las personas que se adelgazan con el estrés. Debo decirte que esto también tiene una explicación. Todos tenemos una base genética que «predispone» a reflejar la inflamación de una u otra manera. Lo que sí es cierto es que siempre que hay inflamación, hay estrés, y viceversa. Por eso podemos encontrarnos personas delgadas e inflamadas con niveles de estrés importantes y con alteraciones metabólicas en otras hormonas como la insulina. Son los llamados «delgados metabólicamente obesos», es decir, personas que físicamente tienen un peso adecuado y poca grasa corporal, pero que pueden presentar alteraciones inflamatorias y resistencia a la insulina, así como otros desequilibrios inflamatorios.

Ancestralmente, tus genes han aprendido a almacenar grasa en momentos de estrés (físico o psicológico), en momentos en que tu cuerpo se sentía amenazado (por guerras, por hambrunas o por períodos de peligro). Hoy en día, al menos en gran parte del mundo, ya no hay casi nada de eso (por suerte), pero existen otros estresores físicos como los metales pesados, los contaminantes, la comida rápida o los déficits nutricionales, a los que se suman estresores psicológicos:

duelos, dinero, trabajo, obligaciones, relaciones, etc. El exceso de peso, más allá de ser un tema de calorías y de alimentación (que claro que tienen que ver), es muchas veces también una respuesta de defensa frente al miedo y frente a estos estresores. Por ello, si conoces a alguien a quien le cuesta perder peso aun haciendo dieta, te pido que tengas más compasión y entiendas que no se trata de fuerza de voluntad, sino que son muchas las alteraciones fisiológicas y psicológicas que pueden darse en estos pacientes.

Para vencer esta inflamación y favorecer la pérdida de peso, no bastará solo con hacer una dieta baja en calorías. De hecho, esto último puede ser a veces contraproducente. Será importante y clave identificar entonces los factores estresores que tenemos en nuestra vida y trabajar en su mejora.

No estás gordo/a, no estás enfermo/a, tan solo estás inflamado/a.

Este libro viene justo a relatar eso que tanto he percibido en mí y en muchos pacientes a lo largo de los años. El paciente inflamado es el ignorado por el sistema de salud. «Todo está bien.» «Tus análisis están perfectos.» «El colesterol está un poquito alto, pero no es nada de lo tengas que preocuparte.» «Esos dolores de barriga son los nervios.» «El dolor en la regla es normal, tómate un ibuprofeno.» «El problema es que tienes que bajar de peso.» «Cierra el pico y ya.» «¿La baja energía? Normal, si es que haces tantas cosas...» «La alergia, es que, uf, eso ya es genético.» En fin, he vivido rodeada de comentarios de este tipo toda mi vida y es el famoso discurso con el que llegan muchos pacientes a la consulta.

Un paciente con inflamación crónica puede experimentar «de todo» sin tener aparentemente «nada». Sus análisis pueden salir bien y sin mayores alteraciones, pero el paciente puede sentir que algo en su cuerpo no va bien, y a veces ni eso, simplemente acaba siendo diagnosticado con alguna enfermedad fruto de este proceso inflamatorio llevado muchas veces de forma apenas notable o silente.

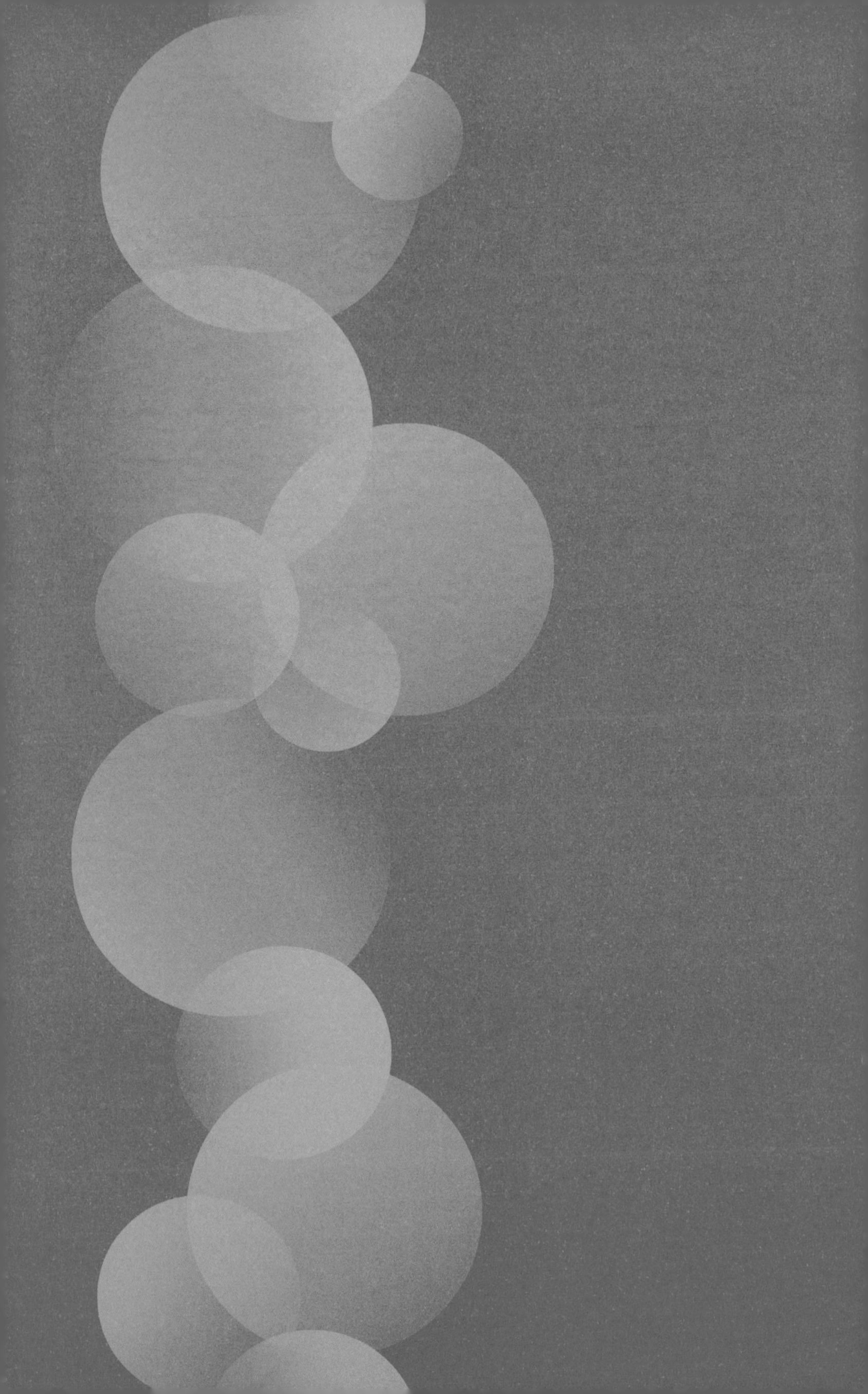

12

¿CÓMO SABER SI TENGO INFLAMACIÓN?

Hasta ahora hemos visto que la inflamación se manifiesta principalmente en las mucosas (digestivas, respiratoria, genitourinaria), cómo esta puede afectar a nuestras emociones a través del eje intestino-cerebro y, por supuesto, cómo esa inflamación acabaría generando dolor, molestia, y hasta enfermedades inflamatorias y autoinmunes en diversos órganos del nivel sistémico.

LA INFLAMACIÓN SE VE Y SE SIENTE

Me gusta agrupar los síntomas y signos de la inflamación crónica en estas cuatro áreas: dolor, afectación cutáneo-mucosa, alteraciones de la salud mental e infección.

- → **Dolor** (de cabeza, menstrual, muscular, articular)
- → **Afectación cutáneo/mucosa** (de la piel, sistema digestivo, sistema respiratorio, sistema genitourinario)
- → **Alteraciones de la salud mental**
- → **Infecciones de repetición**

Pero antes de abordar estas cuatro áreas, quiero dejarte claro una cosa importante. Todos podemos experimentar algo de dolor, algo de mocos, alguna infección puntual o cambios en el estado de ánimo, sin que ello sea signo de inflamación crónica. Y es que, realmente, todos en algún momento atravesamos algún proceso inflamatorio que nos lleva a experimentar dicha sintomatología. La diferencia está en cuánto tiempo dura dicho malestar. Una cosa es que te duela la cabeza algún día y otra que te ocurra con frecuencia, o que todos los meses te duela la regla y tengas que tomar un ibuprofeno. Una cosa es que tras un resfriado o algún día tengas más mocos o alergia, y otra que siempre vivas resfriado y estornudando. Siempre digo que si ocurre más de tres o cuatro veces al mes, si deteriora tus capacidades físicas o te impide desarrollar tu vida con regularidad, si requiere el uso de fármacos para controlarlo (analgésicos, antiinflamatorios, antialérgicos, antibióticos, antidepresivos o ansiolíticos) o si sientes que te impide tener calidad de vida, entonces ahí sí que estamos conviviendo con el enemigo a cuestas: estamos viviendo con la inflamación.

Dolor

Sí, una de las principales características de la inflamación es que duele, incomoda o molesta. Me estoy refiriendo a dolor de cabeza, migraña, dolores articulares, dolores musculares, dolor abdominal o dolor pélvico (muy asociado al dolor menstrual). Debo decir que, aunque existen otros motivos por los que puedes sentir dolor (malas posturas, movimientos, etc.), si no has tenido ningún golpe o traumatismo, no tiene por qué dolerte nada. El dolor crónico no es normal, y es una clara señal de inflamación de un órgano o sistema específico.

Afectación cutáneo-mucosa

Tal y como vimos anteriormente, el moco es un sistema de protección que genera nuestro sistema inmune innato de mucosas y las células del sistema inmunitario para protegernos de cualquier sustancia o posible agresor. Nos permite atrapar y eliminar más rápidamente a los posibles agresores o llevarlos a las células del sistema inmunológico para que puedan acceder más fácilmente a ellos. Además, actúa también como una barrera protectora y de lubricación. Cuando una mucosa se siente inflamada o amenazada, tiende a producir más moco o a irritarse. Por ello, otra de las manifestaciones típicas de la inflamación crónica es la rinitis o sinusitis recurrente, el aumento de la mucosidad o de las alergias, el aumento de moco en la garganta o su inflamación (anginas), o sentirte congestionado o resfriado siempre. Asimismo, la presencia de más moco en las heces o un flujo vaginal excesivo también son indicadores de inflamación.

Del mismo modo, aunque no sean mucosas, hay manifestaciones crónicas de tipo inflamatorio en la piel, como eccemas, rosácea, picores, urticarias y acné del adulto (sí, después de los veinticinco años no es normal tener acné). Si tienes cualquiera de estos síntomas de forma casi permanente, es muy probable que haya inflamación.

Afectación neurocognitiva

Llegado este punto, nos tiene que quedar claro que todo lo que pasa en nuestro cuerpo afecta a nuestra mente, y viceversa, gracias en gran parte al maravilloso eje intestino-cerebro. Por ello, la inflamación crónica, que va muy de la mano de las alteraciones en nuestro microbioma y en la microbiota intestinal, afecta también a nuestras emociones.

Un estado de ánimo bajo o cambiante (labilidad emocional), la irritabilidad, la tendencia a la depresión y a la ansiedad, la fatiga y el cansancio constante (astenia), la niebla mental (sensación de estar como en una nube) y la poca capacidad para concentrarte, retener información o hilar ideas son también signos y manifestaciones que surgen en los procesos inflamatorios. La inflamación afecta a tus emociones.

Infecciones

Otro signo claro de la inflamación de las mucosas es la presencia o persistencia de infecciones. Y no, no se trata de infecciones que notas a simple vista o infecciones graves. Se trata de infecciones crónicas o repetitivas que ocurren con frecuencia o que incluso conviven con nosotros. Algunas de las más comunes son la candidiasis vulvovaginal (aunque puede presentarse en ambos géneros, mujer y hombre), la cistitis, la uretritis, la prostatitis, la faringitis/laringitis/amigdalitis o «anginas», la periodontitis y otras «itis» que se presentan en el tracto digestivo, como la gastritis o la colitis (inflamación del colon, diagnosticada con frecuencia como «colon irritable»).

Las infecciones son muchas veces causa, pero también consecuencia, de la inflamación, porque, como vimos anteriormente, una infección ocurre cuando existe un crecimiento o invasión por microorganismos que causan enfermedades. Sin embargo, en un contexto de inflamación crónica, nuestro sistema inmunológico será menos eficiente; más bien tendrá una respuesta desordenada e inefectiva, siendo muchas veces incapaz de tener «soldados» eficientes para poder resolver la infección. Así se generará un proceso infeccioso e inflamatorio crónico que se manifestará principalmente donde se alojan tus microbios: en las mucosas.

LA INFLAMACIÓN EN EL LABORATORIO: LO QUE UN ANÁLISIS DE RUTINA PUEDE CONTARTE

Siempre he dicho que existen dos tipos de individuos: quienes manifiestan fácilmente la inflamación, sintiendo dolor, mucosidad o algunas de las alteraciones que he comentado antes, y quienes no muestran ni pizca de inflamación. Parece que nada les afecta, comen de todo, viven estresados y no les pasa nada. ¡ERROR! A veces estos son los más peligrosos. Conviven con la inflamación de forma aún más silente y ni se enteran. Y en muchos casos, esto puede derivar en que acaben padeciendo enfermedades crónicas en las que ya no hay vuelta atrás.

Por ello, yo recomiendo mucho medir la inflamación. Aunque también debo decirte que puedes presentar inflamación y aun así tener un análisis de sangre teóricamente «perfecto». Léase perfecto entre comillas, porque de perfecto seguro que no tiene nada.

Estamos muy acostumbrados a pensar que un análisis está bien solo cuando no aparecen asteriscos (*), cuando no nos salimos del rango. Pero debo decirte que no. De hecho, este es uno de los grandes errores que observo en la medicina tradicional. Parece que solo tenemos que ocuparnos cuando el valor no está en el rango, ya sea muy por encima o muy por debajo. Y me pregunto: ¿y si ya está casi fuera del rango? Los rangos de laboratorio se basan en un valor promedio que ha resultado inocuo, seguro, o que ha permitido tener salud a un gran porcentaje de una población. Los valores de referencia varían según diversos factores, incluyendo las características demográficas de la población sana de donde se tomaron las muestras. Pero muchas veces descuidamos el hecho de que para que un valor se haya salido de su rango de normalidad, exprese un asterisco e indique un desequilibrio o enfermedad, hay algo que ha venido fallando previamente. Por eso siempre sugiero mirar con detenimiento los análisis, pues pueden aportarnos muchos datos y prevenir muchas alteraciones. De igual forma, si un valor «se sale de rango», siempre debe estudiarse y considerarse.

Hay muchos valores o indicadores que nos dan pistas del grado de inflamación. Algunos de forma directa y otros de forma indirecta. Me centraré sobre todo en aquellos que directamente nos indican que existe un proceso inflamatorio importante y luego mencionaremos los que también podrían considerarse involucrados de forma indirecta.

La proteína C reactiva, un indicador clave de infección, trauma e inflamación

La proteína C reactiva (PCR) es una proteína que produce tu hígado. Ejerce un papel importante en la eliminación de bacterias y células defectuosas. Pero también actúa como un factor modulador del sistema inmunológico. Medirla en sangre es muy interesante para evaluar la inflamación.

Suele elevarse de forma rápida y brusca ante un proceso inflamatorio agudo (infección, golpe o traumatismo importante), pero vuelve rápidamente a la normalidad. La elevación de la PCR en pacientes con inflamación crónica suele ser sutil (de 2-6 mg/L), aunque en algunas enfermedades inflamatorias y autoinmunes, como la artritis, la artrosis o la fibromialgia, podemos encontrar valores mucho más altos. Su elevación también se asocia en gran medida a un aumento del riesgo cardiovascular y de la aterosclerosis. También puede aumentar de forma importante en los fumadores.

Usarla como indicador de inflamación crónica es complejo, puesto que suele elevarse en individuos con un importante grado de inflamación crónica, por lo que el hecho de que «salga bien» no implica que no estés inflamado. Cuando un paciente tiene una PCR elevada, es porque ya está francamente inflamado. Debe tenerse en cuenta que una PCR elevada también puede ser signo de infección (por virus o bacterias), por lo que siempre es conveniente repetir la prueba o evaluar de forma integral a ese individuo.

Homocisteína, epigenética y metilación

La homocisteína es un aminoácido (es decir, una sustancia que integra las proteínas) con un importante papel en el metabolismo, en la metilación y en el riesgo cardiovascular.

¿Y qué es eso de la metilación? Pues la metilación es un proceso que controla la epigenética.

¿Y qué es la epigenética? Pues es el mecanismo que permite a tu cuerpo regular la expresión de genes. Sí, todos venimos con una carga genética a este mundo, y decimos que muchas enfermedades son «por culpa de los genes», pero la realidad es que la genética solo tiene de un 20 a un 30 % de participación en el desarrollo de las enfermedades. Es decir, ¡tienes un 70 % de margen de maniobra!, y este se puede modificar a través del entorno, de tu estilo de vida. La epigenética estudia la modificación de tus genes a través del entorno en el que se encuentran tus células. Y la metilación es uno de los principales mecanismos que utiliza la epigenética para cambiar tu ADN, es decir, tu material genético.

La metilación es fundamental para que tu cuerpo suprima o silencie la expresión de los genes que traes de serie. Es decir, si mi padre sufre artritis reumatoide o mi madre tiene cáncer, yo seguramente habré heredado parte de esos genes, pero gracias a la epigenética y a la metilación podré no expresar esos genes, es decir, silenciarlos. En este proceso de metilación intervienen las enzimas ADN-metiltransferasas. Estas metiltransferasas funcionan bien siempre que haya buenas cantidades de S-adenosilmetionina (SAMe), que se genera a partir de la homocisteína. Cuando existe un aumento de la homocisteína (debido a la inflamación, al déficit de vitaminas, etc.), hay poca producción de SAMe y poca metilación del ADN. Por tanto, existe un mayor riesgo de expresar genes que precipitan el desarrollo de enfermedades.

Hay varias razones por las que podemos tener niveles altos de homocisteína. La primera es la mutación genética de la MTHFR, una enzima que interviene en esta conversión de homocisteína en SAMe, y la otra es el déficit de folato, B_{12} y $B_{6,}$ necesarios también en este proceso. El aumento de la homocisteína es muy común en pacientes inflamados, enfermedades crónicas y sobre todo en problemas cardiovasculares.

La homocisteína aumenta el estrés oxidativo y el daño celular. Por ello, la homocisteína suele utilizarse como indicador de inflamación en enfermedades autoinmunes e inflamatorias como la artritis reumatoide y el lupus eritematoso sistémico, pero también aparece con mucha frecuencia en pacientes inflamados sin ningún tipo de enfermedad diagnosticada. En pacientes con homocisteína alta será muy importante aportar vitaminas del grupo B previamente metiladas (existen suplementos específicos) y, por supuesto, mejorar la inflamación en su organismo, lo que a su vez ayudará a que el intestino pueda absorber mejor dichas vitaminas.

La velocidad de sedimentación globular: inflamado o infectado

La velocidad de sedimentación globular (VSG) es una medida indirecta del grado de inflamación presente en el organismo. Esta prueba mide la velocidad a la que caen los glóbulos rojos (eritrocitos) de la sangre. En un contexto de inflamación, las células del sistema inmunológico, incluidos los glóbulos rojos, se aglomeran y la velocidad de sedimentación aumenta. Por tanto, un valor de VSG alto indica una importante inflamación.

Al igual que en el caso de la PCR, hay que tener cuidado con la interpretación, ya que ciertas infecciones por virus también pueden elevar su valor, incluso un tiempo después de haberlas pasado. De hecho, es uno de los parámetros que suele permanecer aumentado en algunos pacientes tras haber pasado, por ejemplo, el SARS-CoV-2, el famoso COVID-19 que tantos problemas de salud e inflamación ha generado (por cierto, hablaremos de él un poquito más adelante).

Volviendo a la VSG, además de en procesos infecciosos, es muy común verla aumentada en pacientes con enfermedades autoinmunes e inflamatorias.

El fibrinógeno: cuando hay daño, intento reparar

El fibrinógeno es un importante factor que participa en la coagulación sanguínea. Al igual que la PCR, el fibrinógeno también se conoce por ser una proteína reactante de fase aguda, es decir, su valor aumenta rápidamente tras un proceso de inflamación o daño en los tejidos (trauma, cirugía o herida abierta) para favorecer que las células reparen, coagulen, cicatricen y resuelvan la «amenaza» lo antes posible.

El problema está en que, muchas veces, el organismo no sabe diferenciar entre un proceso de trauma y daño físico y el daño que puede representar un estilo de vida proinflamatorio y lleno de condiciones adversas (mala alimentación, mal sueño, abuso de alcohol y tabaco). Por ello, ante ambas amenazas, el organismo aumenta los niveles de fibrinógeno porque se siente «dañado» y amenazado. Su aumento suele darse a la par del aumento de la VSG y la PCR, y lo peligroso del fibrinógeno es que aumenta la coagulación, precipitando entonces el desarrollo de trombos o coágulos y sus consecuencias: infartos de miocardio, accidentes cerebrovasculares, tromboembolismos, etc.

Al igual que en el caso de la PCR, el aumento del fibrinógeno suele darse en pacientes francamente inflamados. En estos será muy importante aportar buenas dosis de ácidos grasos omega-3, que nos ayudarán a disminuir la coagulación, a la vez que la inflamación y posibles consecuencias nefastas.

Las enzimas hepáticas o transaminasas: tu hígado sufre y no lo sabes

Las famosas enzimas hepáticas son otro de los signos clave que podemos encontrar en una analítica cuando hay inflamación. De hecho, cuando se elevan, suelen preocupar mucho a los pacientes: «Doctora, tengo inflamado el hígado. ¿Tendré algún cáncer en el hígado, algún tumor?». La realidad es que el aumento de las transaminasas es muy pero que muy común, pero normal no es. De hecho, muchas veces, su aumento en un examen o en una analítica suele pasar muy desapercibido por la medicina tradicional, donde te dicen: «No, no es nada grave. Solo están un poco altas».

El hígado es uno de los órganos más imprescindibles para el organismo. Sin hígado, literalmente, no podrías vivir. El hígado es el encargado de realizar todo el filtrado de sustancias (y tóxicos) que absorbe tu intestino y también de transformar muchas de ellas para que puedan circular sin hacer mayores daños en la sangre. Por ello, un hígado con signos de inflamación normalmente no puede ejercer al cien por cien sus funciones depurativas. Esto suele ocurrir porque el hígado se encuentra saturado de toxinas. Este fenómeno es muy común cuando tenemos una alimentación o un estilo de vida que nos lleva a una sobreexposición a sustancias tóxicas e inflamatorias (ingesta excesiva de azúcar, harinas refinadas, alcohol, tabaco o grasas hidrogenadas), pero también cuando estamos frente a una disbiosis intestinal, ya que la producción de toxinas por parte de las bacterias y los microorganismos patógenos puede también saturar nuestro hígado. En todos estos escenarios existe una importante inflamación.

También es muy común encontrar un aumento de las transaminasas en pacientes con enfermedad celíaca o fuertes alergias alimentarias, en casos de hígado graso (acompañado de un aumento de la glucosa y del colesterol) y en casos de hepatitis autoinmune (en la que se fabrican anticuerpos contra las células del hígado). La elevación de las enzimas hepáticas en los pacientes con inflamación crónica suele ser muy leve o moderada, pero ya es un indicador importante.

El ácido úrico y la hiperuricemia, y la culpa no es del tomate

El ácido úrico es un producto de desecho generado por el organismo al descomponer las purinas, unas sustancias muy presentes en las proteínas. La mayor parte del ácido úrico se elimina a través de la orina, pero hay otra parte que se elimina por el intestino.

Cuando se eleva el ácido úrico en sangre, se produce hiperuricemia, un trastorno generado a causa de un mal metabolismo de las nucleoproteínas por parte del hígado, cuyo producto final es el ácido úrico. Una vez más, el hígado entra en acción. Cuando se encuentra inflamado por una mala alimentación, por la sobreexposición a tóxicos (alcohol o tabaco), o cuando está saturado de endotoxinas inflamatorias producidas por la microbiota intestinal (recuerda, el eje intestino-hígado), puede verse afectado el metabolismo de las proteínas por parte de tu hígado, y los valores de ácido úrico irán en aumento. Un valor de ácido úrico superior a 5,5 ya debe llamarte la atención de que existe algún tema inflamatorio.

Los niveles de ácido úrico en sangre responden muy bien y muy rápido a los cambios en el estilo de vida, y, sobre todo, a una alimentación rica en antioxidantes presentes en frutas y verduras, una alimentación antiinflamatoria de la cual hablaremos luego.

El colesterol, sus lipoproteínas (LDL, HDL y VLDL) y los triglicéridos: más aliados que enemigos

Ay, hay tanto que decir de él... Así que prepárate para muchas páginas sobre el colesterol, y, sobre todo, para enterarte de una vez por todas que el colesterol no tiene nada de malo. El colesterol es una sustancia vital para el funcionamiento del organismo. Y no solo vital, sino esencial. Sin colesterol no podrías vivir, ¿lo sabías?

Lo primero es que el colesterol forma parte de cada una de tus células, tejidos y membranas. Además, es necesario para poder fabricar hormonas; sí, la mayor parte de las hormonas de tu organismo, por no decir casi todas, requieren colesterol para su fabricación. De hecho, uno de los grandes problemas de las dietas bajas en grasa o de tener muy poca cantidad de grasa en el organismo en las mujeres es que pueden generarse alteraciones del ciclo menstrual por falta de las hormonas involucradas. Además, el colesterol es clave para el metabolismo de la famosa vitamina D, tan importante y esencial para el control de la inflamación. Por último, el colesterol también es necesario para poder digerir y absorber grasas y algunos minerales como el calcio, y participa en la producción de bilis.

Espero que te quede claro lo importante que es el colesterol y lo esencial que es. Tanto que la mayor parte del colesterol lo produce tu propio cuerpo. Se tiene la creencia de que comer colesterol es malo, pero realmente solo una cuarta parte del colesterol que tienes en sangre depende del colesterol que ingieres; el restante, cerca del 75 %, depende del que tu cuerpo fabrica.

Como ya te he explicado, el colesterol es una sustancia que forma parte de tus membranas celulares y de tus tejidos. De hecho, es una sustancia que protege tus membranas y ayuda a hacer frente a la inflamación. Por ello, cuando tenemos un colesterol alto, realmente lo que está ocurriendo es que tu cuerpo fabrica más colesterol para poder hacer frente a la inflamación, reparar tejidos y, al mismo tiempo, usar ese colesterol para fabricar hormonas, que actúan como mensajeros celulares, llevando mensajes a todas partes y comunicando todos los órganos y sistemas entre sí. Así que, efectivamente, cuando el colesterol sube, solo está indicando una cosa... INFLAMACIÓN. Su aumento en sangre es solo un mecanismo que busca reparar esa inflamación.

Seguro que también habrás oído hablar de los diferentes tipos de colesterol: hay uno que es malo y otro que es bueno. Así que ahora pasaremos a conocer los diferentes y mal llamados «tipos de colesterol», que en realidad son lipoproteínas plasmáticas (colesterol LDL o lipoproteínas de baja densidad; colesterol HDL o lipoproteínas de alta densidad, y colesterol VLDL o lipoproteínas de muy baja densidad). Estas tres lipoproteínas no son colesterol, sino más bien transportadoras del mismo. Transportan lo que llamamos «el colesterol» y son las encargadas de llevar a todos lados las grasas que viajan en tu torrente sanguíneo. LDL, VLDL y HDL son más bien vehículos transportadores, camiones o barquitos que llevan el colesterol. Hablemos ahora de cada uno de estos barquitos.

→ **Lipoproteínas de muy baja densidad (VLDL).** Son las primeras lipoproteínas sintetizadas en el hígado a través de las grasas de la dieta. Transportan principalmente triglicéridos hacia el tejido graso o adiposo para guardarlos como «grasita», hacia los músculos para obtener energía y hacia otros órganos y sistemas. Una vez fabricadas, las VLDL son precursoras importantes del resto de las lipoproteínas: LDL y HDL.

Un valor alto de triglicéridos en sangre suele deberse a una alimentación desequilibrada, normalmente rica en azúcares, harinas y alcohol. Asimismo, muy a menudo vemos a pacientes con niveles de triglicéridos muy bajitos, lo cual no es nada bueno. Puede ser un indicador de malabsorción de grasas a nivel intestinal, muy común en los casos de disbiosis intestinal, aunque también puede disminuir por compensación en pacientes en los que las lipoproteínas restantes (HDL o LDL) se encuentran elevadas y en los que, por tanto, hay inflamación. Los niveles de triglicéridos, tanto bajos como altos, nos indican inflamación. Mientras que su aumento denota una ingesta de azúcares o alcohol, resistencia a la insulina o síndrome metabólico, su disminución denota malabsorción intestinal y posibles alteraciones en la microbiota (disbiosis).

→ **Lipoproteínas de baja densidad (LDL).** Nos enfrentamos ahora al famoso «colesterol malo», ese que te dicen que cuando se eleva, hay un problema. Cuando vemos el nivel de LDL en los análisis, solo estamos viendo la cantidad total de colesterol que está llevando tu cuerpo a los tejidos. Lo que va a determinar lo saludables que son esas LDL no es la cantidad, sino más bien la calidad de las mismas. Puede que tengamos muchas LDL pequeñas y densas (oxidadas), o menos partículas, pero grandes y flotantes. Son las primeras las que causan problemas, como aterosclerosis y problemas cardiovasculares (infartos, accidentes cerebrovasculares, etc.).

Estas LDL solo pueden oxidarse en un contexto de inflamación crónica, en el que también existe un aumento de la producción de radicales libres (un cuerpo inflamado es un cuerpo estresado, un cuerpo que entra en estrés oxidativo). Por ello, más que preocuparnos por unos niveles elevados de LDL en sangre (que nos dicen que tu cuerpo está transportando mucho colesterol y, por tanto, hay inflamación), deberíamos preocuparnos por el grado de oxidación que presentan esas lipoproteínas. ¿Y cómo sé en qué medida están oxidadas? Lamentándolo mucho, en un análisis de rutina suele mostrarse solo el resultado de la cantidad total de colesterol LDL (LDL-c) y no el número de partículas de LDL oxidadas, cuando estas últimas son realmente el problema. Las LDL oxidadas son las que aumentan aún más la inflamación y nos precipitan al desarrollo de enfermedades crónicas y, sobre todo, de enfermedades cardiovasculares. Sin embargo, normalmente, el estrés oxidativo ocurre en un contexto en el que existe una glicemia alta (así que preocúpate si a la vez que aumenta el LDL-c, observas un aumento de la glicemia o azúcar en sangre), y cuando se agregan otros factores de riesgo, como obesidad, sedentarismo, tabaquismo, ingesta excesiva de alcohol o alimentación baja en fibra y antioxidantes (poco consumo de frutas y verduras). En un contexto en el que exista todo esto, muy probablemente tengamos un individuo con alto riesgo cardiovascular.

→ **Lipoproteínas de alta densidad (HDL),** bien conocidas como «colesterol bueno». Se conocen con este nombre porque estas lipoproteínas se encargan de transportar y llevar el excedente y sobrante del colesterol en sangre de nuevo hacia el hígado, para ser eliminado o ser reutilizado para otras funciones (fabricación de hormonas, etc.). Así, el HDL nos ayudaría a paliar los efectos de un LDL alto. De hecho, uno de los indicadores que se utiliza para medir tu riesgo cardiovascular es la relación HDL/LDL y la relación colesterol total/HDL. Estos coeficientes nos ayudarían a entender si se está almacenando más colesterol del necesario o si el excedente está siendo eliminado por el organismo a un ritmo correcto. Idealmente el resultado del coeficiente LDL/HDL debería ser inferior a 2,5 y el del colesterol total/HDL inferior a 4,2. De esta forma existiría un menor riesgo de padecer enfermedades cardiovasculares e inflamatorias.

Hasta aquí ya te habrá quedado claro que el colesterol, de malo y de enemigo no tiene nada. Aparte de ser imprescindible para múltiples funciones orgánicas, también tiene un papel protector ante la inflamación de los tejidos y, sobre todo, de los tejidos vasculares (los que recubren tu vasos sanguíneos). Me gustaría también decirte que quitar el colesterol o suprimir su producción a través de las estatinas (el fármaco creado por la industria farmacéutica para bajar el colesterol) es de muy poca ayuda, o prácticamente no ayuda en nada. En su lugar, deberíamos preocuparnos más por disminuir el riesgo cardiovascular, la inflamación y el estrés oxidativo del paciente. Reducir la producción de colesterol con estatinas más bien puede llevar a un peor control de la inflamación (recuerda que el colesterol protege del daño a tus vasos sanguíneos) y, sobre todo, a sacrificar la producción de muchas sustancias que dependen del colesterol, como las hormonas y los neurotransmisores.

Un colesterol alto solo debería preocuparnos cuando se encuentra presente en un individuo con un alto riesgo cardiovascular o con altos niveles de estrés oxidativo (sedentario, fumador, con una dieta desequilibrada o con niveles altos de grasa corporal). También debería preocuparnos cuando observamos que no está compensado con una buena cantidad de HDL (a través de la medición de los coeficientes) o cuando nos encontramos a un individuo con altos niveles de glicemia (sí, azúcar en sangre), puesto que los niveles altos de azúcar y de insulina aceleran el estrés oxidativo, y ya sabes que el estrés oxidativo aumenta las LDL oxidadas, las que generan problemas. A partir de ahora te invito a mirar un poco más allá de los niveles de colesterol, te invito a mirar al individuo entero.

Por cierto, otra cosa importante que quiero dejar clara es que comer alimentos altos en colesterol no afecta apenas a tu colesterol en sangre, pero sí lo hace el consumo de azúcares e hidratos de carbono refinados, y, sobre todo, una ingesta excesiva de tóxicos (alcohol, tabaco, drogas) y un bajo consumo de antioxidantes y fibra (frutas y verduras).

Una dieta y un estilo de vida antiinflamatorio como los planteados al final de este libro te ayudarán con ello.

Glicemia, glucemia, glucosa o azúcar en sangre: dulce y dañina

Son muchos los nombres con los que se conoce al famoso azúcar en sangre. Cuando hablamos de glucosa, hablamos de azúcar. Y cuando hablamos de glicemia o glucemia, nos referimos a la medida o cantidad de esta en sangre. Es decir, al resultado que encuentras en tu examen de rutina. «Tengo azúcar» es una expresión que usamos muchas veces para referirnos a que nuestra glucemia está alta, pero lo cierto es que todos tenemos azúcar en sangre, porque si no tienes, literalmente te mueres. Mueren más personas por hipoglucemias (azúcar bajo) que por hiperglucemias (azúcar alto). Mantener unos buenos niveles de azúcar en sangre, o glucemia, es vital para poder llevar energía a todos tus órganos y células. Todos nuestros sistemas necesitan azúcar.

Te estoy viendo la cara de felicidad al pensar que entonces necesitas comer azúcar para vivir, pero NO, por ahí no va la cosa. Realmente, todo lo que comemos (proteínas, grasas e hidratos de carbono, carnes, pescados, verduras, cereales) puede convertirse en glucosa o azúcar aunque no sea dulce. Sin embargo, sí que es cierto que los niveles de azúcar en sangre, o glucemia, suelen verse más afectados por el consumo de alimentos ricos en hidratos de carbono o en azúcar: arroz, patatas, frutas, pan, dulces, caramelos, miel, etc. Los alimentos proteicos (carne, pescado, huevos, quesos) y grasos (aceites, mantequilla, etc.) no se convierten en glucosa, pero, en ciertas situaciones o cuando se consumen de forma excesiva, pueden ser utilizados y convertidos también en glucosa. Existen otros factores que también determinan la capacidad de que un alimento se convierta en glucosa. Por ejemplo, no es igual comer una fruta natural, con su cáscara, fresca y rica en fibra, que tomarse un zumo de la misma fruta.

El consumo de fibra y antioxidantes es un gran aliado para reducir las subidas de azúcar que produce un alimento. Por eso, ni se te ocurra evaluar un alimento por los gramos de azúcar que contiene (ejemplo, una pieza de fruta frente a una galleta), y menos si se trata de azúcar natural como el presente en frutas y verduras. Es importante evaluar la calidad del alimento, su contenido en fibra y antioxidantes, y su capacidad inflamatoria. ¿Capacidad inflamatoria? Sí, se ha visto que los alimentos proinflamatorios pueden afectar aún más a tus niveles de azúcar e insulina en sangre. De estos te hablaré en el siguiente capítulo.

El tema con las glucemias es que tener altas concentraciones de azúcar en sangre puede ser un factor que influye gravemente en tu salud y en tu estado de inflamación. Como veíamos anteriormente, tu cuerpo segrega insulina de forma proporcional a cuánta glucosa haya en la sangre, y la insulina tiene efectos proinflamatorios. Además, un alto grado de glucemia e insulina contribuye a aumentar el estrés oxidativo y, por tanto, hace que tus células funcionen cada vez peor.

Un dato curioso es que es muy común encontrar pacientes con glucemias altas que, aparentemente, comen muy sano y tienen un consumo mínimo o nulo de alimentos azucarados e hidratos de carbono refinados en su alimentación. Esto se corresponde normalmente con pacientes inflamados o que están lidiando con algún tipo de «estresor» o «amenaza» interna. La glucosa, o azúcar en sangre, al final es un combustible para tus células (en su justa medida), y también suele ocurrir que en períodos en que tu cuerpo necesita energía para poder reparar un daño (por ejemplo, una cirugía, un accidente o una infección), los niveles de glucemia se disparan. Esto mismo puede ocurrir cuando tu cuerpo se siente «estresado» y amenazado de alguna manera: por estrés emocional, por déficit de nutrientes o por dormir mal; todo lo que de alguna manera te inflame también puede afectar a tus niveles de azúcar en sangre y, por tanto, a tu insulina, y esto último alimentará aún más la inflamación. A pesar de que la mayor parte de las guías y los rangos de laboratorio apuntan a que un rango de glucemia normal es de 75 a 110 mg/dl, lo ideal es que esta se encuentre siempre por debajo de 90; una glucemia de entre 90 y 110 ya debe llamarnos la atención. También resulta muy interesante medir la hemoglobina glicosilada o hacer una curva de insulina, que nos permite tener más datos sobre la metabolización del azúcar.

La hematología

Sí, ya sabemos que la inflamación es un proceso mediado por el sistema inmunológico. No nos debe resultar raro que esta también sea la responsable de producir alteraciones en nuestros análisis hematológicos de rutina. Una hematología nos permite ver la cantidad de células del sistema inmunológico que están circulando en la sangre:

- → Leucocitos o glóbulos blancos, donde se incluyen neutrófilos, linfocitos, monocitos, eosinófilos y basófilos.
- → Eritrocitos (o glóbulos rojos) y sus diferentes características (volumen, concentración, etc.).
- → Trombocitos o plaquetas, y el volumen plaquetario.

Todos ellos se pueden medir fácilmente. Por supuesto, la inflamación también puede reflejarse en estos valores.

Un aumento de los linfocitos, monocitos, eosinófilos y basófilos es muy común en individuos con inflamación crónica. También pueden indicar algún tipo de infección vírica, en el caso de los linfocitos o monocitos, o parasitaria, en el caso de los eosinófilos. Pero, al final, en todos los casos hay inflamación. Por otro lado, es cierto que podemos encontrar individuos que presentan más bien una disminución de dichas células, las famosas leucopenia (disminución de los leucocitos), linfopenia (disminución de los linfocitos) o trombocitopenia (disminución de los trombocitos). Este fenómeno suele ser muy común en pacientes con enfermedades autoinmunes en los que existen anticuerpos que van en contra de la producción de dichas células. Finalmente, me encantaría hablarte de la famosa anemia, puesto que es una de las alteraciones más comunes en pacientes inflamados.

La anemia, definida como la disminución de los niveles de hemoglobina por debajo de 12,5, puede deberse a diversos motivos. La causa más común es el déficit de hierro, pero también puede ocurrir por un déficit o una mala metabolización de la vitamina B_{12}, el folato y algunos minerales, como el zinc y el cobre, que intervienen en la producción de hemoglobina. Es curioso, pero en pacientes con inflamación en la que también suele quedar afectada la salud digestiva, la microbiota intestinal y, por tanto, la absorción de nutrientes, es muy común que no logremos absorber ni activar bien gran parte de las vitaminas y minerales, lo cual se traduce en anemia.

Adicionalmente, con el tema del hierro y la anemia existe también otro factor determinante, y es que la inflamación afecta significativamente al transporte y al almacenamiento del hierro gracias a la hepcidina; y aquí nuevamente interviene nuestro amigo el hígado. La hepcidina es una hormona producida en el hígado, y se considera un regulador del metabolismo del hierro. Afecta tanto a la absorción intestinal del hierro como a su liberación por parte de los macrófagos, unas células del sistema inmunológico que se encargan de liberar el hierro a la sangre para que se utilice en diversos escenarios, incluida la producción de hemoglobina. Esto permite mantener un equilibrio entre el consumo y las reservas de hierro. Si no se produce hepcidina, se favorece la salida del hierro y su reutilización. Si, por el contrario, hay mucha hepcidina, se impide la absorción de hierro en el intestino y se inhibe la liberación de este por los macrófagos, reduciéndose su absorción intestinal y su liberación.

Relación entre la inflamación crónica y la anemia

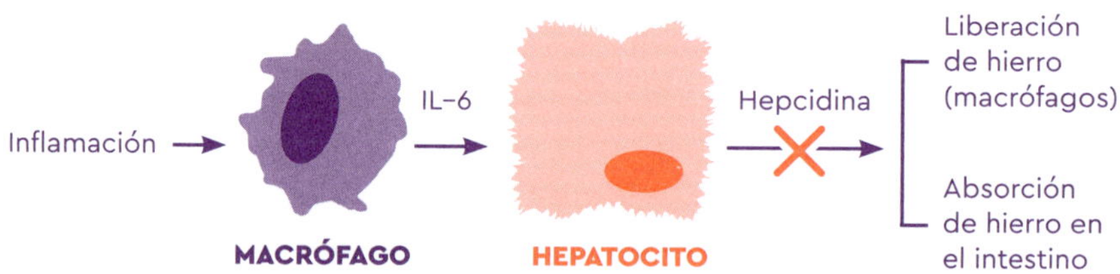

La hepcidina liberada por el hígado disminuiría la capacidad del intestino para absorber el hierro ingerido a través de la alimentación, y adicionalmente comprometería su liberación por parte de los macrófagos. La liberación de hepcidina se ve favorecida por un ambiente proinflamatorio sistémico, gracias al aumento de los niveles de IL-6.

Uno de los factores que más aumenta la hepcidina y, por tanto, afectaría a la absorción y liberación del hierro, es la inflamación. La inflamación crónica, y en concreto el aumento de algunas citoquinas proinflamatorias como la IL-6, genera un aumento de la hepcidina, modificando la homeostasis del hierro y generando entonces anemia por inflamación. ¿Y por qué al organismo le interesa aumentar la hepcidina y, por tanto, reducir la absorción de hierro? Fácil, porque a tus microbios les encanta el hierro. El hierro también los alimenta y, de hecho, un superávit de hierro puede favorecer la alteración de la microbiota o disbiosis intestinal. Por ello, el organismo cuenta con muchísimos mecanismos para que «no te pases» de hierro.

Apenas un 10 % del hierro que consumimos se absorbe realmente. A tu organismo no le interesa demasiado hierro, sino solo un poco, lo justo para no sobrealimentar a las bacterias ni generar estrés oxidativo (porque el hierro en exceso favorece la oxidación, y esto podemos verlo fácilmente en casa, donde todo lo que es de hierro acaba oxidándose). Por ello, en un contexto de inflamación o de infección, tu cuerpo, muy sabiamente, aumenta la producción de hepcidina y reduce la absorción y la utilización de hierro, evitando así sobrealimentar a tus microorganismos, y al mismo tiempo reduce el estrés oxidativo. Esto solo tiene una parte mala, y es que al haber malabsorción de hierro y mala metabolización, se producirá anemia y todas sus consecuencias (cansancio, fatiga, astenia, etc.). En mi experiencia, un gran número de mis pacientes (cerca del 70 %) presentan anemia de origen inflamatorio; se trata de una anemia crónica que mejora cuando suministras algo de hierro, pero no termina de mejorar nunca hasta que no se resuelve el contexto de inflamación.

De hecho, suministrar altas dosis de hierro puede acabar generando más problemas. Por ello, siempre prefiero potenciar la absorción del hierro, asegurarme de aportar vitaminas del grupo B (B_{12} y folato metiladas), así como zinc y cobre, y, sobre todo, ayudar a la buena metabolización y utilización del hierro por parte de las células en vez de por parte de los microbios. Lo más importante, desde luego, y es por lo que estás seguramente leyendo este libro, es trabajar para reducir esa inflamación crónica de base.

ENFERMEDADES RELACIONADAS CON LA INFLAMACIÓN

Las enfermedades inflamatorias crónicas han sido reconocidas como la causa más importante de muerte en el mundo actual: más del 50 % de todas las muertes son atribuibles a enfermedades relacionadas con la inflamación, como la cardiopatía isquémica (infartos), el accidente cerebrovascular, el cáncer, la diabetes, la enfermedad renal o insuficiencia renal, el hígado graso no alcohólico y las afecciones autoinmunes y neurodegenerativas.

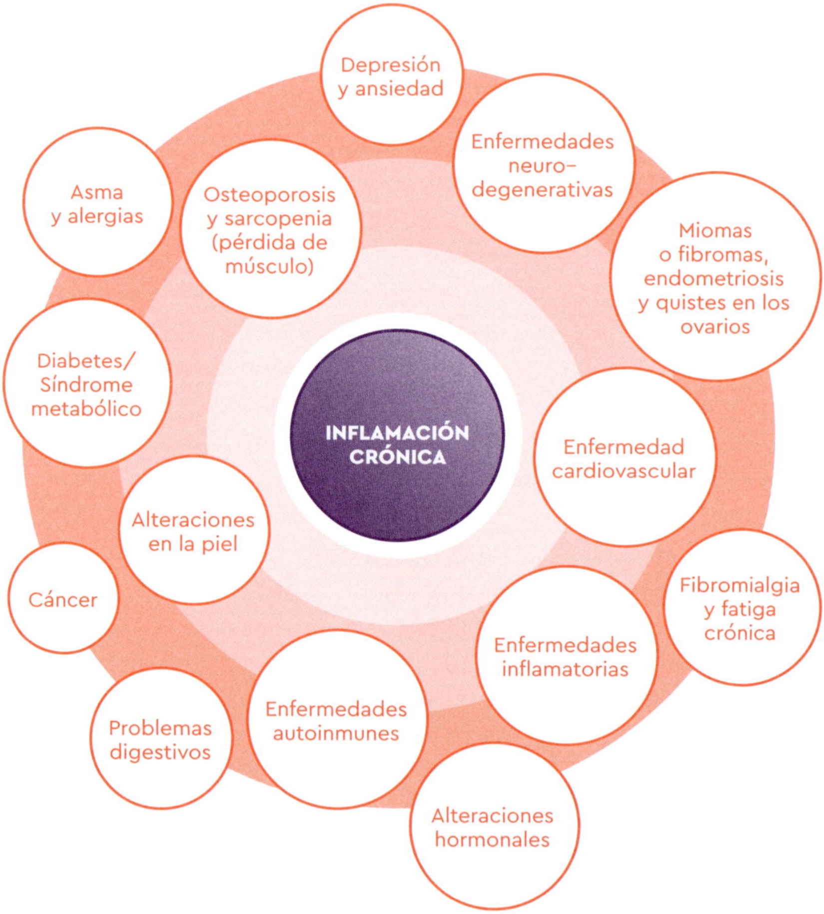
Depresión y ansiedad
Enfermedades neuro- degenerativas
Miomas o fibromas, endometriosis y quistes en los ovarios
Enfermedad cardiovascular
Fibromialgia y fatiga crónica
Enfermedades inflamatorias
Alteraciones hormonales
Enfermedades autoinmunes
Problemas digestivos
Cáncer
Alteraciones en la piel
Diabetes/ Síndrome metabólico
Asma y alergias
Osteoporosis y sarcopenia (pérdida de músculo)
INFLAMACIÓN CRÓNICA

Conocemos muchas de estas enfermedades, que en su mayoría son graves y letales. Pero lo cierto es que, para llegar ahí, ha llovido mucha inflamación antes, y seguramente hemos percibido durante muchos años ciertos síntomas, signos y alteraciones de laboratorio que, lamentablemente, hemos normalizado o que nos han hecho pensar que son normales. Dolor de cabeza, alergias, dolor muscular, mocos o congestión nasal, picores en la piel, descamaciones o eccemas son muchos de los signos y síntomas tempranos con los que se manifiesta la inflamación. Además, la inflamación puede manifestarse a través de ciertas enfermedades también «normalizadas» muchas veces por el sistema de salud y cuyo impacto ignoramos en muchas ocasiones.

La inflamación crónica se presenta normalmente con malestar, achaques, trastornos y enfermedades, desde luego, crónicas, degenerativas (como diría yo, «fastidiosas»), pero sobre todo ladronas de energía y de vitalidad. Se trata de trastornos que deterioran mucho tu calidad de vida y te acompañan casi toda la vida de forma permanente, o a veces yendo y viniendo. Normalmente, son trastornos o enfermedades que requieren un fármaco que ayude a controlarlas y que tendrás que llevar en tu cartera casi siempre «por si aparece» o bien tomarlo casi todos los días. Te estoy hablando de enfermedades o trastornos como los siguientes.

Asma y alergia (sinusitis, rinitis)

Se trata de trastornos crónicos que denotan una inflamación de las mucosas y una hipersensibilidad e hiperreactividad del sistema inmunitario asociado a estas mucosas. Nacemos con muchas mucosas, pero también se desarrollan y agravan tras la exposición a estímulos proinflamatorios.

Gran parte de los procesos asmáticos/alérgicos son mediados por el sistema inmunológico a través de la secreción de la IgE (alergia clásica). Sin embargo, también existen otros procesos mediados por IgE (alergias e intolerancias alimentarias) y por la histamina (histaminosis).

Gastritis e intestino irritable

Lo llamamos «cajón de desastre digestivo», pues todo lo asociamos a estas dos patologías en las que normalmente subyace una alteración de la flora intestinal o microbiota que da lugar a los problemas digestivos, como el reflujo, las digestiones lentas y pesadas, los cambios en el patrón evacuatorio (diarrea o estreñimiento), etc. Es muy común que los individuos que padecen intestino irritable presenten otras alteraciones en consecuencia, como bajo estado de ánimo, baja energía, dolor, etc.

Dolores de cabeza y migraña

Todo dolor es signo de inflamación. En el caso del dolor de cabeza se ha visto que su aparición está íntimamente ligada al estrés oxidativo, al aumento de la histamina en sangre (sí, esa hormona de la que hablábamos antes), la cual tiene receptores también en el sistema nervioso y en la pared vascular. Esto conduce a reacciones inflamatorias, hinchazón y edema de los vasos sanguíneos y dolor.

Algo curioso en el tema de las migrañas y la cefalea migrañosa es que suele responder muy bien al cambio de alimentación o puede desencadenarse tras la ingesta de ciertos alimentos. Otro dato curioso es que gran parte de los pacientes que no presentan problemas digestivos, padecen migrañas y dolores de cabeza. Es como si su cuerpo reflejase toda la inflamación a este nivel. Recordemos que la histamina, esa hormona y molécula que genera inflamación, tiene receptores a nivel digestivo (H1), pero también a nivel nervioso y en los vasos sanguíneos (H1, H3), así que dependiendo del receptor que esté más expresado y al cual se una con mayor fuerza la histamina, se generarán los síntomas en consecuencia.

Enfermedades tiroideas (hipotiroidismo e hipertiroidismo)

Si hasta ahora has venido leyendo y prestando atención, recordarás que existe un eje maravilloso llamado eje intestino-hígado y otro llamado eje intestino-tiroides. Lo cierto es que la inflamación crónica y el estado de tu microbiota intestinal tienen un impacto directo en la salud de tu glándula tiroidea.

La glándula tiroidea fabrica las dos hormonas tiroideas que conocemos, T4 y T3, pero fundamentalmente T4. La hormona T4 es una hormona inactiva, es decir, no puede ejercer plenamente sus funciones hasta que no se activa a raíz de ciertos procesos que se suceden en tu intestino y en tu hígado. Sí, como lo oyes, el hígado y el intestino son los encargados de activar tu hormona tiroidea. Por eso me gusta decir a los pacientes que no tienen un problema de tiroides, sino simplemente un problema de inflamación, y muy probablemente, una microbiota intestinal desequilibrada y un hígado sobrecargado. Esta situación se hace aún más evidente cuando tenemos una enfermedad autoinmune de la tiroides, como la tiroiditis de Hashimoto o la enfermedad de Graves, en las que nuestro sistema inmunológico, debido a la inflamación crónica y mal controlada, genera anticuerpos dirigidos a la tiroides, que acaban destruyéndola y afectando a su funcionamiento. Vuelvo a recordarte que la inflamación es el proceso que está detrás de cualquier enfermedad autoinmune, por lo que trabajar en revertirla será clave para ayudarte a mejorar la salud de tu tiroides.

Las alteraciones tiroideas son cada vez más comunes. De hecho, la glándula tiroides y su funcionamiento son muy sensibles a la inflamación. El hipotiroidismo podría llegar a afectar a una de cada seis mujeres en la actualidad, generando síntomas como cansancio extremo, tendencia depresiva, mala regulación de la temperatura corporal (pies y manos fríos), digestiones lentas y pesadas, disminución del apetito y aumento del peso corporal, entre otros. Estos síntomas son muy comunes también cuando hay inflamación, y es que la inflamación y el hipotiroidismo son dos buenos amigos. Además, una tiroides inflamada y poco activa puede agravar aún más los síntomas de inflamación, ya que la tiroides regula la energía corporal y de todos tus sistemas. Si tus hormonas tiroideas no funcionan adecuadamente, tus células, incluidas tus células inmunitarias, tendrán poca capacidad de resolver esa inflamación. A pesar de que en muchos casos se requiere la toma de la hormona para mejorar ese trastorno, existen otros que responden muy bien a una alimentación antiinflamatoria y todo lo que acompaña este estilo de vida.

Resistencia a la insulina y diabetes tipo 2

Después de hablarte tanto de la insulina y el azúcar, no te ha de extrañar que te diga que tanto la resistencia a la insulina (también llamada hiperinsulinismo o prediabetes) y la diabetes tipo 2 son enfermedades de origen inflamatorio. Ya lo sabes, la glucemia aumenta cuando estamos inflamados, y más aún si llevamos un estilo de vida proinflamatorio que lo alimente (mala alimentación, ingesta excesiva de azúcares y alcohol, tabaquismo, sedentarismo, dormir mal, estrés, etc.). La resistencia a la insulina genera también alteraciones en otros ejes hormonales, y en las mujeres genera múltiples problemas en la fertilidad como los que vienen a continuación.

Miomas o fibromas, endometriosis y quistes en los ovarios

En todas estos trastornos, típicos de la mujer en edad fértil, observamos un crecimiento anormal de estructuras celulares y de tejidos en los órganos reproductores (útero, ovarios, trompas, endometrio). Estos acaban generando alteraciones del ciclo menstrual, aumento del volumen del sangrado menstrual, dolor pélvico y menstruaciones muy dolorosas, y abortos espontáneos, entre otros. Aún no se conoce la causa exacta de estas alteraciones, pero ya se sabe que existen varios factores involucrados: a) niveles elevados o alterados de hormonas femeninas (estrógenos y progesterona); b) resistencia a la insulina y aumento de los andrógenos (hormonas masculinas); y c) alteraciones de la microbiota intestinal.

El hiperestrogenismo (aumento de los estrógenos) es el principal factor contribuyente. Como hemos visto, los estrógenos son activadores y proliferativos, aumentan el crecimiento de los tejidos y, por tanto, de esas estructuras y masas, como los miomas, los fibromas, la hiperplasia endometrial y los quistes. El control o equilibrio estrógeno/progesterona es muy importante y está regulado en gran parte por nuestro intestino e hígado, y también por el ya descrito estroboloma presente en nuestra microbiota intestinal. También un estilo de vida proinflamatorio, lleno de estrés y tóxicos, puede afectar a la eliminación eficiente de los estrógenos y alterar sus receptores.

Por último, la resistencia a la insulina, muy ligada a la inflamación, puede ejercer cambios en la producción de andrógenos (hormonas masculinas). Estos cambios se manifiestan a través del síndrome de ovario poliquístico (SOP), generando adicionalmente síntomas como vello facial, ganancia de peso, acné, pérdida de pelo o alopecia, entre otros.

Fibromialgia y fatiga crónica

En estos dos trastornos nos encontramos con un individuo cansado, asténico, desmotivado, con sensación de no poder pensar bien y, además, muchas veces dolorido. Aunque son dos trastornos diferenciados, la fibromialgia y la fatiga crónica normalmente van de la mano, o al menos guardan muchas similitudes entre sí. En ambos casos existen dos desequilibrios importantes: el primero es una alteración de la neurobiología y una baja producción de neurotransmisores o metabolitos asociados con el placer, el disfrute y la fuerza, como el triptófano (el precursor de la serotonina, hormona de la felicidad) y la dopamina (que media el placer y el reconocimiento de lo que queremos repetir en nuestra vida). El segundo factor es el desequilibrio y la desregulación en la producción de cortisol; en concreto, existe una baja producción o una resistencia al cortisol.

Si recordamos un poco el cortisol, aunque tiene muy mala fama, nos permite desinflamar en pequeñas dosis nuestro cuerpo y también adaptarnos a situaciones de estrés. El cortisol nos permite armarnos de fuerza y actuar ante situaciones complejas. Tanto en la fibromialgia como en la fatiga crónica existen desequilibrios importantes que llevan al individuo a no experimentar ni placer ni alegría ni ganas de hacer cosas, porque simplemente no tienen la bioquímica ni la neuroquímica para hacerlo. Su cuerpo deja de regular eficientemente la liberación de serotonina, dopamina y cortisol, por lo que se encuentran cansados, sin fuerzas y sin ganas.

Gracias a lo que has leído hasta aquí sobre el eje intestino–cerebro y a todo lo que hemos repasado hasta ahora, te habrás dado cuenta de que gran parte del control de estos neurotransmisores los lleva el intestino y su microbiota, por lo que un desequilibrio en la microbiota (o disbiosis) y la consecuente inflamación son dos de los grandes mecanismos que hay detrás de la fibromialgia y la fatiga crónica. De hecho, muchas de las pacientes (y permíteme que hable en femenino porque la mayor parte de las afectadas son mujeres), presentan problemas digestivos, alergias e intolerancias, o el famoso «intestino irritable», en su historial de vida.

Hay otra cosa que he observado mucho a lo largo de mi experiencia con estas pacientes, y es que, normalmente, el inicio de la enfermedad va muy ligado a un período de estrés importante, o a un evento traumático en sus vidas. Recuerdo a un par de pacientes que, por suerte, lograron mejorar muchísimo su sintomatología. La primera había desarrollado fatiga crónica un año después de haber tenido un accidente de automóvil, y la otra, un tiempo después de la muerte de su hermana y de haber tenido que asumir una carga familiar importante en consecuencia. En el momento del suceso traumático, ambas lograron hacer frente a las adversidades y tenían la fuerza para hacerlo, pero meses después, su cuerpo, seguramente cansado y agotado de tener que liberar tanto cortisol y otras hormonas del estrés, dejó de producirlos o simplemente se volvió resistente a su efecto, y así surgió la enfermedad. En pacientes con fibromialgia y fatiga crónica será clave el trabajo del eje intestino-cerebro, ya que mejora el equilibrio de la microbiota y aporta nutrientes claves para la producción de neurotransmisores.

Problemas crónicos en la piel: acné del adulto, rosácea, dermatitis, psoriasis

Te he hablado de muchos ejes, incluido el eje intestino-piel. Algunas medicinas alternativas, como la china y la ayurvédica, afirman que la piel es un reflejo de lo que pasa en nuestro intestino, lo cual es una realidad. La piel es uno de los órganos más extensos del cuerpo y uno de los que muestra rápidamente alteraciones cuando existe inflamación.

Hoy en día ya se sabe que ciertas alteraciones de la flora o microbiota intestinal y ciertas bacterias o microorganismos específicos se relacionan con alteraciones específicas en la piel. Además, como hemos visto, la histamina, una hormona muy ligada a la inflamación, tiene muchísimos receptores en la piel y su desequilibrio suele estar detrás de la rosácea y de la dermatitis (una inflamación inespecífica de la piel que puede ocurrir por muchos factores). Los individuos con hipotiroidismo, que como hemos visto tiene una importante base inflamatoria, también suelen manifestar rosácea.

De igual forma, los procesos alérgicos, los picores o las urticarias suelen ser una manifestación clave de la inflamación. El acné del adulto es aquel que permanece después de los 23-25 años, tras haber pasado la pubertad y la adolescencia; en esa etapa sí existe un cambio hormonal que justifica la aparición del acné, pero su aparición posterior se debe a otros factores ligados a la inflamación: desequilibrios hormonales, alteraciones de la microbiota, alergias e intolerancias alimentarias, alimentación desequilibrada, etc.

Por último, la psoriasis, un trastorno autoinmune de la piel, está íntimamente ligada a alteraciones de la flora o microbiota intestinal. En tal medida que el sobrecrecimiento de ciertas bacterias a nivel de intestino delgado (SIBO) se ha relacionado estrechamente con su aparición y también con su mejoría, al estabilizar esta microbiota.

El eje intestino-piel está muy ligado a la inflamación y es un universo maravilloso aún por explorar. Lo que sí es cierto es que la piel responde muy bien a los cambios. En mi experiencia, unos tres meses de modificaciones en tu estilo de vida pueden cambiar por completo la salud de tu piel.

Hipertensión arterial y aterosclerosis

La aterosclerosis y la hipertensión arterial son las enfermedades inflamatorias más comunes a nivel endotelial.

En la hipertensión aumentan la presión, la tensión o la fuerza que ejerce la sangre contra las paredes de los vasos sanguíneos o endotelio vascular, así que nuestro corazón tiene que hacer un mayor esfuerzo para bombear esta sangre. Actualmente, cerca del 42 % de la población padece hipertensión arterial, según datos analizados en Latinoamérica, así como en España. En la aterosclerosis, por su parte, existe una acumulación de grasas, colesterol y otras sustancias dentro de las arterias y en la superficie de sus paredes endoteliales, lo que recibe el nombre de «placa aterosclerótica». Lo peligroso de esta placa es que va creciendo poco a poco y puede llegar a obstruir el vaso sanguíneo y provocar enfermedades cardiovasculares graves, como el infarto de miocardio o el accidente cerebrovascular.

El endotelio vascular es el tejido que recubre nuestros vasos sanguíneos y es sumamente sensible a los daños derivados de la inflamación crónica y el estrés oxidativo. Desde que somos pequeños, vamos acumulando poco a poco grasas y colesterol en nuestras membranas celulares y endoteliales. De hecho, como vimos anteriormente, el colesterol es necesario para la formación de las mismas. Sin embargo, la salud de nuestras membranas celulares depende en gran parte del tipo de grasas, y, sobre todo, de la calidad de este colesterol presente en las membranas (si está oxidado o no). Tanto la hipertensión arterial como la aterosclerosis se asocian a un aumento del estrés oxidativo, a la resistencia a la insulina, a la inflamación vascular y a la consecuente disfunción endotelial.

Nuestras membranas endoteliales acaban dañadas y afectadas por la inflamación. La salud de nuestras membranas depende de la calidad de nuestra dieta, y, sobre todo, de la calidad de las grasas que incluimos en nuestra dieta. Asimismo, controlar el estrés oxidativo a través de un buen aporte de antioxidantes a través de la dieta es clave para controlar esta disfunción.

Enfermedades autoinmunes e inflamatorias

Aquí nos referimos a enfermedades como la artritis, la artrosis, la endometriosis, el lupus, la psoriasis, la celiaquía, etc. Tengo tanto que decir de las enfermedades autoinmunes... Durante mucho tiempo, estudiarlas ha sido mi gran pasión. Sobre todo el lupus eritematoso sistémico (LES), la enfermedad autoinmune más compleja hasta la fecha y de la que aún desconocemos tanto.

Se dice que en las enfermedades autoinmunes, el cuerpo «te ataca» y fabrica anticuerpos contra ti. Pero, como ya te he comentado anteriormente, yo creo que el cuerpo humano no es tan tonto como para eso, ¿no crees? Nuestro cuerpo es una máquina muy perfecta y nuestro sistema inmunológico, como has visto, cuenta con una gran variedad de mecanismos de regulación y tolerancia hacia lo propio. Sin embargo, cuando estamos constantemente expuestos a estímulos proinflamatorios que actúan como agresores o antígenos (virus y otros microorganismos infecciosos, contaminantes, tóxicos, alimentos y aditivos), nuestro organismo intenta hacerle frente desplegando su ejército de soldados, y en ese intento puede llegar a perder la capacidad de regular, de atacar, de confundirse de agresor y de incendiar todo el terreno.

La autoinmunidad no es más que el resultado de una inflamación crónica no controlada, junto a una base genética predisponente que puede contribuir en un 20-40 % de la ecuación. Pero lo cierto es que todos tenemos inflamación y todos tenemos genes condicionantes, por lo que todos tenemos cierta «mochila de autoinmunidad» (me encanta llamarla así). Así que si mejoras el estado inflamatorio, mejoras la autoinmunidad. Por eso no hay dietas mágicas ni suplementos específicos para las enfermedades autoinmunes; lo que sí hay son protocolos que te ayudan a reducir la inflamación y, por tanto, el ataque autoinmune.

Enfermedades neurodegenerativas, depresión y ansiedad, deterioro cognitivo

Es una lástima que aún se ignore el gran impacto que ejerce la inflamación, el estado de la microbiota y el sistema inmunológico en la salud mental. Antes, de hecho, se ignoraba que existían microorganismos y células del sistema inmunológico en nuestro sistema nervioso. Se pensaba que allí solo había neuronas y poco más. Hoy en día, gracias al descubrimiento del famoso eje intestino-cerebro, no solo sabemos que la microbiota intestinal y la salud digestiva tienen un papel importante en la fabricación de neurotransmisores, sino también que las propias bacterias y células del sistema inmunológico pueden atravesar la barrera hematoencefálica (la que separa la sangre del sistema nervioso y lleva nutrientes al mismo) y causar muchas veces estragos en esta (cuando se trata de bacterias no tan buenas).

La neuroinflamación es el proceso que estaría detrás de manifestaciones y enfermedades como la demencia y la mala concentración, la ansiedad y la depresión, así como enfermedades neurodegenerativas como el alzhéimer, la esclerosis múltiple y el párkinson. De hecho, estas últimas se consideran hoy enfermedades autoinmunes porque en ellas existe un ataque del organismo hacia estructuras del sistema nervioso (neuronas, nervios, etc.). La neuroinflamación no es más que la respuesta del cerebro a una lesión, infección o enfermedad, y tan solo busca defenderte, eliminar e inactivar sustancias potencialmente dañinas o tejidos defectuosos. A lo largo de mi experiencia clínica he podido ver cómo muchos pacientes con problemas digestivos y disbiosis desarrollan depresión o ansiedad, pierden la memoria y ven disminuidas sus capacidades; muchas veces también presentan temblores en las manos y alteraciones importantes del sistema nervioso que pueden justificarse por esta neuroinflamación. También la famosa niebla mental, esa sensación de no poder pensar claramente, tener una mente vaga y difusa, y pesadez, es uno de los signos más claros y tempranos de neuroinflamación. Nuevamente, la clave en estos casos es reducir el proceso inflamatorio y, por supuesto, mejorar el estado de la microbiota intestinal.

Sobrepeso y obesidad

Ya hemos comentado que la grasa corporal es un importante mecanismo de defensa. De hecho, una de las consecuencias de la inflamación en muchos individuos es la incapacidad o dificultad para perder peso o la facilidad con la que ganan peso corporal, sobre todo grasa corporal. El aumento de los niveles de insulina y la resistencia a esta sustancia, el estrés oxidativo, el aumento de los estrógenos y otras alteraciones hormonales como la disminución de la hormona tiroides son situaciones que ocurren muy frecuentemente en un individuo con inflamación y que explicarían por qué muchas veces la pérdida de peso se hace tan compleja. Además, el propio tejido adiposo segrega «adipoquinas», que actúan como citoquinas o mensajeros celulares que promueven aún más la inflamación.

Por todo ello, el sobrepeso y la obesidad se consideran enfermedades de origen inflamatorio y no, no basta con simplemente comer menos y moverte más. Muchas veces, hasta no solucionar la base inflamatoria no se logra una mejoría. No le insistas a alguien con sobrepeso que «vive a dieta» que haga más dietas, ni pienses que su problema está en la «falta de voluntad». Esto solo llevará a más frustración y no solucionará el problema de base: la inflamación.

Cáncer

Si hay una enfermedad que tiene que ver con el sistema inmunológico y la inflamación es el cáncer. Existe la falsa creencia de que, si bien en las enfermedades autoinmunes, el cuerpo se «ataca» a sí mismo, en el cáncer hay un sistema inmunológico «débil» que deja escapar células cancerosas y permite su crecimiento. Esto no siempre es así, o al menos no es el problema central. Las células *natural killer* o linfocitos T NK, parte de nuestra respuesta innata, son algunas de las encargadas de detectar células tumorales, dañadas o erróneas, para eliminarlas y así evitar que proliferen y causen problemas.

Todos tenemos células defectuosas o dañadas, todos tenemos células potencialmente cancerígenas. Pero ¿por qué algunos individuos desarrollan cáncer y otros no? Aquí, como siempre, influyen diversos factores, entre ellos la inflamación. Además de la base genética, la inflamación es uno de los factores clave en el desarrollo de cualquier patología, incluido el cáncer. La inflamación y cualquier estímulo considerado agresor mantienen al sistema inmunológico distraído, intentando solucionar el desequilibrio inflamatorio y descuidando funciones importantes como la detección de células tumorales. De alguna manera, el sistema inmunológico se desordena y olvida sus verdaderas prioridades.

Además, existe otro factor: la epigenética y la metilación. Si recuerdas, cuando hablábamos de la homocisteína, te comenté la importancia de una buena metilación para poder controlar la expresión de genes y, por tanto, el desarrollo de enfermedades. La inflamación crónica y el estrés oxidativo dañan o reducen la metilación, lo cual hace que tu cuerpo pueda expresar más fácilmente los genes de ciertas enfermedades a las que tienes predisposición genética. Por ello, de nuevo, la genética predispone, pero no determina.

Trabajar el estrés oxidativo mediante el aporte de antioxidantes y disminuir la exposición a agentes tóxicos, así como calmar la inflamación y mejorar la respuesta inmunológica son claves en el tratamiento y la prevención de cualquier tipo de proceso oncológico. Y aquí intervienen nuestra alimentación y nuestro estilo de vida. Por suerte, cada vez se reconoce más el importante papel que tienen estos factores; tanto que ha surgido la llamada «oncología integrativa», en la que se permite el uso de terapias complementarias seguras, efectivas y basadas en la evidencia científica, que, junto a los tratamientos oncológicos convencionales (radioterapia y quimioterapia), pueden contribuir enormemente a la mejoría del paciente.

Como verás, son muchos los signos, síntomas, alteraciones, enfermedades y hallazgos en exámenes de sangre que podemos encontrar en un paciente inflamado. El siguiente cuadro pretende hacer un resumen de todos ellos.

¿Qué podemos encontrar en un paciente con inflamación?

SIGNOS Y SÍNTOMAS	ALTERACIONES DE LABORATORIO	ENFERMEDADES DE ORIGEN INFLAMATORIO
Dolor - Menstrual, requiere analgésicos - Articular - De cabeza - Muscular - De espalda - Abdominal o pélvico **Afectación cutáneo-mucosa** - Goteo nasal - Tos crónica - Heces con moco - Aumento de flujo vaginal - Sequedad en ojos, boca o vagina - Picor en garganta - Granitos y rojeces en piel - Picores (prurito) en el cuerpo **Afectación neurocognitiva** - Cambios en estado de ánimo - Irritabilidad - Ansiedad no justificada - Cansancio, astenia, fatiga - Niebla mental - Mala concentración - Mente difusa o sensación de embotamiento **Infecciones recurrentes** - Candidiasis vulvovaginal y genital - Cistitis y uretritis - Prostatitis - Faringitis, laringitis, amigdalitis	- Aumento de la PCR ≥ 3 - Aumento de la homocisteína - Elevación de la velocidad de sedimentación globular (VSG) - Aumento del fibrinógeno - Aumento de las enzimas hepáticas o transaminasas - Aumento del ácido úrico - Aumento del colesterol, sus lipoproteínas (LDL, HDL y VLDL) y los triglicéridos - Niveles elevados de azúcar (glucemia) en sangre - Alteraciones hematológicas (alteraciones en linfocitos, eosinófilos, basófilos, mastocitos) - Anemia	- Asma y alergias (sinusitis, rinitis) - Gastritis e intestino irritable - Migraña - Enfermedades tiroideas (hipotiroidismo e hipertiroidismo) - Síndrome premenstrual - Resistencia a la insulina y diabetes tipo 2 - Miomas o fibromas, endometriosis y quistes en los ovarios - Fibromialgia y fatiga crónica - Acné del adulto, rosácea, dermatitis, psoriasis - Hipertensión arterial y aterosclerosis - Enfermedades autoinmunes e inflamatorias (artritis, artrosis, endometriosis, lupus, psoriasis, celiaquía, etc.) - Enfermedades neurodegenerativas (alzhéimer, párkinson, demencia, esclerosis múltiple) - Síndrome ansioso y depresivo - Sobrepeso y obesidad - Cáncer

13

ALIMENTOS PROINFLAMATORIOS, LOS GRANDES CULPABLES DE LA INFLAMACIÓN CRÓNICA

Hasta aquí tienes ya todas las bases teóricas para entender qué es la inflamación, cómo se genera, qué la genera, y el arsenal de alteraciones que puede producir en cada uno de tus órganos y sistemas. También hemos repasado el papel de nuestro sistema hormonal y cómo se conectan el sistema digestivo y su microbiota, las hormonas y el sistema inmunológico. Un mundo fascinante dentro de la salud integrativa.

Pero si has adquirido este libro, estarás deseando saber qué hacer, cómo prevenir y mejorar tu inflamación. Lo primero que hago con un paciente en la consulta es elaborar una historia de vida, preguntarle qué hace, a qué se dedica, qué come, cómo es su día a día, cuánto se mueve, cuáles son sus actividades de ocio, cuánto acude a la naturaleza, cómo y cuánto duerme, qué productos usa para su cuidado personal y también qué ha hecho en el pasado. Es me permite identificar cuáles son los posibles factores «agresores» que pueden estar llevándole a presentar inflamación.

Cuando hablábamos de los agentes proinflamatorios, mencionamos diez culpables:

1. Tóxicos y contaminantes
2. Ciertos fármacos
3. Alimentación proinflamatoria

4. Déficits nutricionales
5. Infecciones y disbiosis intestinal
6. Estrés psicológico o emocional
7. Trastornos del biorritmo y alteraciones del sueño
8. Estrés físico
9. Exceso de grasa corporal y déficit de músculo
10. Sedentarismo o falta de movimiento

En el capítulo 2 hablamos de cada uno de ellos. Pero hay un factor en concreto en el que te prometí profundizar, y seguro que es uno de los más importantes para ti: la alimentación proinflamatoria. De hecho, es muy probable que hayas adquirido este libro solo para hacer «una dieta más» y centrarte en la solución, una dieta o alimentación antiinflamatoria.

El azúcar, los lácteos, la carne, los huevos, el pan y el gluten, los ultraprocesados... ¿qué es lo que realmente nos está inflamando? En este capítulo vamos a centrarnos en estos aspectos:

- El trigo y el gluten moderno y su relación con la permeabilidad intestinal. También el dilema de comer sin gluten si no eres celíaco.
- Los lácteos y la caseína. Caseinomorfinas, factores de crecimiento y más.
- Otros cereales (maíz, arroz, centeno, avena). ¿Son sanos? Hablaremos de sus posibles reacciones cruzadas y de su contenido de antinutrientes.
- Las solanáceas, el dolor y la inflamación.
- Las grasas modernas y el equilibrio omega-6/omega-3.
- Las carnes y su mala fama.
- El azúcar refinado y su efecto proinflamatorio directo.
- Las ingestas excesivas y la resistencia a la insulina.

→ Los aditivos alimentarios, edulcorantes y las alteraciones de la microbiota.

EL TRIGO Y EL GLUTEN MODERNO, Y SU RELACIÓN CON LA PERMEABILIDAD INTESTINAL

El gluten es una proteína presente principalmente en el trigo, pero también en otros cereales como el centeno y la cebada. Mientras que el trigo contiene entre un 80-90 % de gluten, en otros cereales, como el centeno, este puede constituir hasta un 50 % de sus proteínas. El porcentaje es aún menor en la cebada, la cual contiene cerca de un 10 % de gluten. La avena también podría contener trazas o pequeñas cantidades de gluten por contaminación cruzada, debido a que suele cultivarse y procesarse muy cerquita del trigo.

La definición del párrafo anterior parte de que el gluten incluye dos proteínas principales: gliadina y glutenina. Sin embargo, algunos autores indican que el gluten engloba también otras proteínas similares, como la secalina en el centeno y la avenina de la avena, por lo que la avena se clasifica como un alimento con gluten.

Pero ¿qué pasa con el gluten? ¿Por qué ahora parece que nadie lo tolera? ¿Por qué cada vez hay más individuos celíacos o que no pueden tomar gluten? Existen varios factores asociados a estos cambios. Lo primero que debemos hacer es entender el efecto del gluten a nivel intestinal e inmunológico. Y para ello vamos a conocer al Señor Gluten.

Las proteínas del gluten —y esto ha sido toda la vida— son de difícil digestión; se caracterizan por ser muy resistentes a la acción de las enzimas proteolíticas (aquellas que digieren las proteínas) en el tracto gastrointestinal.[10] Por ello, los cereales, y en concreto el trigo y el centeno, se han utilizado para la fabricación de pan mediante la fermentación de sus granos. La fermentación lenta permite mejorar la digestibilidad del trigo porque realiza una predigestión de sus proteínas y lo hace más fácil de digerir y de absorber por parte del intestino.

Por otro lado, se ha visto también que las proteínas del gluten, sobre todo proteínas mal digeridas, pueden atravesar la barrera epitelial y activar el sistema inmunitario. Este fenómeno podría desencadenar una respuesta alérgica o de rechazo (alergia, sensibilidad o intolerancia al gluten), o autoinmune (enfermedad celíaca), sobre todo en individuos que presentan un intestino permeable o cierta susceptibilidad genética. La digestión incompleta del gluten conduce a cambios significativos en el intestino humano y provoca síntomas digestivos (gases, malestar, diarrea, distensión abdominal), así como síntomas inflamatorios extradigestivos (alergias en la piel, dolor, afectación cutáneo-mucosa, migraña, afectación neurocognitiva, etc.). En muchos casos, esto también puede generar o agravar enfermedades crónicas, inflamatorias o autoinmunes.

Relación entre la gliadina (gluten) y el intestino permeable

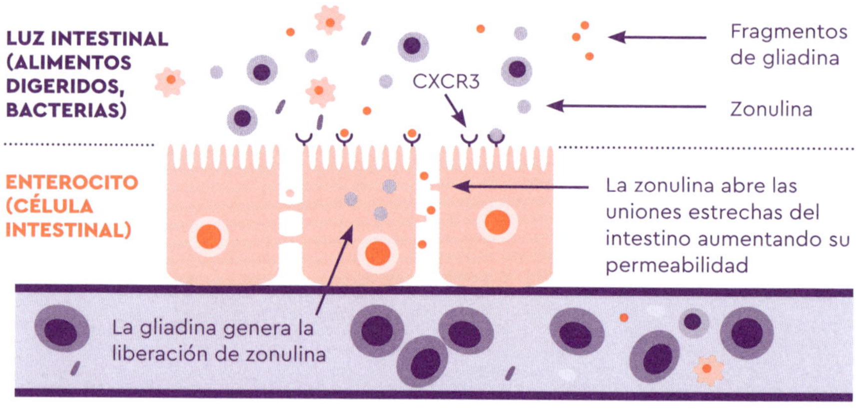

Otro factor que podría explicar la relación entre el gluten y la inflamación es la zonulina, que es otra proteína liberada por el intestino cuando existen diversos estímulos agresores. El sobrecrecimiento de bacterias en el intestino, producto de una disbiosis intestinal, es uno de los factores relacionados con el aumento de la zonulina. El gluten se ha relacionado también con un aumento de la misma, con lo cual parece que el sistema inmunológico intestinal reconoce el gluten como un posible agresor. El problema de la zonulina es que genera un aumento de la permeabilidad intestinal, haciendo que las uniones estrechas que separan una célula intestinal de otra se ensanchen y, por tanto, el intestino se vuelva permeable. Esto hace que el intestino deje de ser una barrera selectiva para convertirse en una barrera permisiva que favorece la entrada de sustancias tóxicas, alimentos mal digeridos y productos bacterianos que acabarán despertando una respuesta inmunológica y generando más inflamación (aparte de la que ya genera el gluten por sí mismo).

El aumento de la zonulina se ha asociado al desarrollo de enfermedades inflamatorias y autoinmunes, como la espondilitis anquilosante, la enfermedad celíaca, la fibromialgia y la fatiga crónica, la colitis y la enfermedad inflamatoria intestinal, la resistencia a la insulina y la diabetes, los trastornos depresivos, etc.[11] En niños se ha relacionado con el trastorno de déficit de atención e hiperactividad (TDAH), así como con el autismo.

Como verás, el gluten y la zonulina son importantes factores proinflamatorios cuyo efecto se ha descrito ampliamente en diversas patologías. Sin embargo, me sigue llamando la atención que parece que todavía nos resistimos a la idea de restringir el gluten de la alimentación humana con la excusa de que «si no eres celíaco, no hace falta que te lo quites», «el trigo es muy nutritivo y puedes tener déficits si te lo quitas» o «toda la vida hemos comido pan y no ha pasado nada». Afirmaciones que se alejan mucho de la realidad, puesto que el trigo y el pan moderno no tienen mucho que ver con el que consumíamos hace algunos años. El trigo es uno de los cultivos más consumidos a nivel mundial y uno de los que más modificaciones genéticas ha sufrido, las cuales han permitido a la industria no solo poder aumentar la productividad de los cultivos, sino el uso de algunos pesticidas que el trigo no habría podido soportar de forma natural. Otro de los factores que también influye en la inmunogenicidad y la capacidad inflamatoria del trigo moderno es su procesamiento, que dista mucho del que se realizaba antiguamente a través de una fermentación lenta y natural que permitía predigerir sus proteínas. Más allá de todo eso, el consumo de harinas naturales, sin refinar, permite también un aporte adicional de fibras y nutrientes interesantes que cada vez están menos presentes.

Y, por supuesto, no puedo dejar de mencionar las cantidades. Estamos en la era en la que comer pan puede ser lo más económico del mundo, en la que todo viene con pan, porque es barato, llena y es rendidor. Pero no te equivoques, lo que te llena no necesariamente te nutre. En la actualidad, las cantidades de gluten que ingerimos y a las que están expuestos nuestros intestinos no tienen nada que ver con las de hace unos años. Los cambios en su producción, las alteraciones genéticas, el uso de pesticidas, la producción de un pan de menor calidad, los aditivos (mejoradores de masas) y el consumo excesivo de pan pueden explicar por qué hoy en día toleramos cada vez menos el trigo y los alimentos con gluten.

Entonces ¿debemos quitarnos el gluten para mejorar la inflamación? La respuesta es afirmativa. Sin embargo, no es solo quitarte el gluten lo que generará un cambio positivo. Puedes quitarte el trigo y pasarte a consumir productos sin gluten, que es casi igual o hasta peor. De hecho, la evidencia científica es muchas veces confusa acerca de este tema porque no basta con quitar el gluten, sino que hay que evaluar también con qué lo estamos sustituyendo. Cuando sufrimos trastornos inflamatorios o tenemos signos importantes de inflamación, eliminar el gluten ayudará no solo a reducir la respuesta inflamatoria, sino también a disminuir la producción de zonulina. Todo esto contribuirá a mejorar la permeabilidad intestinal y la entrada de otros tóxicos y sustancias inflamatorias en el organismo.

¿Y si me cambio a un trigo o a un pan de buena calidad? Sustituir el trigo y el pan moderno por trigos ancestrales como la espelta, el kamut, o cereales como el centeno y la avena, cuyo contenido de gluten es inferior al del trigo, así como escoger panes de masa madre o fermentación lenta, podría ser una buena opción. Sin embargo, en la mayor parte de los casos, a pesar de ser mejor, no es suficiente para mejorar la inflamación. Básicamente, porque tu sistema inmunológico ya ha reaccionado y reconoce el gluten como un agresor, por lo que disfrazarlo no hará demasiado por tu salud. Lo adecuado sería dejar a tu intestino que descanse del gluten durante un buen período de tiempo (1-3 meses) para luego, siempre que no haya reacciones adversas, flexibilizar un poco su ingesta, escogiendo siempre alimentos con gluten de buena calidad. Profundizaremos un poco más sobre el protocolo de alimentación antiinflamatoria en el siguiente capítulo.

LOS LÁCTEOS Y LA CASEÍNA. CASEINOMORFINAS Y ADICCIÓN, FACTORES DE CRECIMIENTO Y MÁS

Entendemos por lácteos todos los derivados de la leche de animales (vaca, cabra, oveja, búfala), incluyendo leche fresca o pasteurizada, yogurt, kéfir y, por supuesto, todo tipo de quesos.

En general, la leche es uno de los alimentos más nutritivos y completos, puesto que permite aportar al niño (en el caso de la leche materna) y a las crías de los mamíferos todos los nutrientes necesarios (proteínas, carbohidratos, azúcares, grasas, vitaminas y minerales), además de factores de crecimiento. Digamos que tan solo tomando leche, un animal o un humano puede crecer y obtener en los primeros meses/años de vida casi todo lo que necesita. Sin embargo, lo curioso es que los humanos somos los únicos seres vivos que nos seguimos consumiendo leche y lácteos toda la vida, y no solo eso, sino que consumimos leche de otros animales y, por tanto, también los nutrientes que ese animal necesita, incluidos los famosos factores de crecimiento.

Todas las leches de animales contienen un grupo de proteínas llamadas caseínas, proteínas grandes, de alto peso molecular, que requieren también un buen trabajo digestivo para su absorción. Existen diferentes tipos de caseínas, pero hay una en concreto, la beta-caseína, que es de interés por su posible efecto proinflamatorio y por la capacidad de exacerbar o propiciar la aparición de algunas enfermedades. Dependiendo del animal, podemos encontrar dos tipos de caseínas, la beta-caseína A1 y la A2. La leche humana (leche materna) contiene beta-caseína A2, al igual que la leche de cabra, la de oveja y la de búfala. La leche de vaca moderna contiene beta-caseína A1, aunque parece ser que algunas especies de vacas antiguas podrían aportar beta-caseína A2. Al parecer, en algún momento de la historia de la evolución se dio una mutación genética que hizo que algunas razas de vacas comenzaran a producir beta-caseína de tipo A1 en lugar de A2. Por eso podríamos decir que la leche de vaca de ahora no es igual a la de antes.

¿Y por qué cuento todo esto de la beta-caseína y sus diferentes tipos? Porque la caseína es una proteína altamente inmunogénica, es decir, posee la capacidad de despertar la respuesta inmunológica del organismo y, por tanto, la inflamación. Además, la caseína, mal digerida, puede atravesar los intestinos muy permeables o que han perdido la capacidad de poder ser selectivos. Ya te imaginarás lo que le pasa a un individuo que consume todos los días para desayunar un trozo de pan blanco moderno con un café con leche. En ese caso tenemos un cóctel perfecto de gluten más caseína, con el consiguiente aumento de la zonulina, de la permeabilidad intestinal y de la inflamación intestinal y sistémica.

Pero hay algo aún más interesante. La beta-caseína A1 podría ser aún más inmunogénica.[12] La modificación genética que presenta hace que durante el proceso de digestión se liberen beta-casomorfinas (BMC). De seguro, su nombre te ha recordado a la morfina. Y es que estas BMC se unen a receptores opioides intestinales, lo cual genera un aumento de la secreción de moco y una disminución del peristaltismo o del tránsito intestinal (haciendo nuestras digestiones más lentas); también puede afectar a los procesos de metilación en el hígado. Además, dado su potencial opioide, podrían tener cierto efecto adictivo. Las BMC podrían tener un efecto no solo en los receptores intestinales, sino también en nuestro sistema nervioso, debido a la maravillosa conexión entre nuestro intestino y nuestro cerebro.

Uno de los cambios más significativos que observo en los pacientes que dejan los lácteos es una mejora significativa del estreñimiento y una menor producción de moco, haciéndose así evidente el efecto de reducir las beta-casomorfinas. Otra de las cosas que noto es que los pacientes se resisten mucho a dejar los lácteos. «Es que yo sin queso no vivo», me dicen. Sin duda, ya has entendido por qué los lácteos son tan adictivos.

Todos estos efectos «negativos» y proinflamatorios se han descrito ampliamente en el caso de la beta-caseína A1, mientras que la beta-caseína A2 parece ser mucho más inocua. Sin embargo, hoy en día, prácticamente consumimos casi siempre la de tipo A1, puesto que la mayor parte de los derivados lácteos ofrecidos por la industria suelen ser a base de leche de vaca y no de cabra, oveja o búfala, donde sí encontramos beta-caseína A2.

Uno de los cambios que te propondré más adelante es empezar a tomar y a sustituir los lácteos de vaca por lácteos de cabra, pero sobre todo vigilando las cantidades y la calidad del lácteo que vas a consumir. Aquí, al igual que con el gluten, la fermentación ayudará a mejorar la digestibilidad de las proteínas lácteas, incluida la caseína, y también los azúcares como la lactosa. Por eso podemos notar que tomar yogures y quesos nos sienta mejor que tomar leche.

Además de los efectos proinflamatorios de la caseína a nivel intestinal, sobre todo la de tipo A1, también hay que resaltar otros mecanismos mediante los que la caseína puede generar inflamación. Uno de ellos es su capacidad inmunogénica (activa el sistema inmunitario a nivel sistémico, es decir, más allá del intestino), y es que en un intestino permeable, la caseína puede atravesar fácilmente la barrera intestinal y despertar una respuesta inflamatoria e inmunitaria sistémica, agravando o propiciando en individuos susceptibles el desarrollo de trastornos inflamatorios y autoinmunes. Además, también se ha observado su capacidad de generar mimetismo molecular en pacientes sensibles al gluten o celíacos. ¿Y qué es eso del «mimetismo molecular»? Pues se refiere a algo que se parece, pero que no es. La caseína puede mimetizar el efecto del gluten, ya que es muy similar a la gliadina, la proteína del gluten. Por ello, es muy probable que los individuos sensibles al gluten o celíacos también generen reacciones a la caseína. En este caso, la caseína puede generar la misma respuesta inmunitaria e inflamatoria que el gluten.[13]

El otro posible mecanismo inflamatorio de los lácteos es su capacidad de aumentar el factor de crecimiento asociado a la insulina IGF-1. Todo factor de crecimiento es proliferativo, es decir, contribuye al crecimiento de los tejidos, lo cual es maravilloso cuando necesitamos crecer y desarrollarnos. Por ello, la leche es rica en estos factores de crecimiento y nos ayuda en etapas tempranas en nuestro crecimiento y desarrollo. Sin embargo, las altas concentraciones de IGF-1 en la edad adulta se han vinculado a un mayor riesgo de cáncer por su capacidad de alimentar a la célula tumoral. De hecho, el consumo de lácteos se ha asociado a un aumento del IGF-1.[14] Pero ojo, no vengamos con titulares sensacionalistas en los que digamos que «LECHE es igual a CÁNCER», puesto que no tiene nada que ver. Evidentemente, aquí entrará en juego el resto de la alimentación y los hábitos de vida, y de nuevo la calidad y cantidad de los lácteos consumidos.

Lo que sí es cierto es que si bien los lácteos han ocupado y siguen ocupando una parte importante de la alimentación humana, no son imprescindibles ni para la salud del adulto ni para el mantenimiento de unos huesos saludables. Existen muchas fuentes de calcio no lácteas que tienen más beneficios y menos riesgo de inflamación que beber leche a diario, como es el caso de las sardinas, el brócoli o las almendras. Además, un cuerpo inflamado tendrá un mayor riesgo de osteopenia y osteoporosis (pérdida y degeneración ósea). Por ello, si te preocupa este tema, más que ingerir lácteos, te aconsejo vigilar la inflamación. Para eso, como has podido ver en estas líneas, tomar lácteos puede que no sea la mejor idea.

CEREALES, LEGUMBRES, REACCIONES CRUZADAS Y ANTINUTRIENTES

El consumo de cereales y granos es una constante en crecimiento en el mundo moderno. Trigo, soja, girasol y arroz figuran entre los granos más consumidos a nivel mundial, y no solo en lo que respecta a su consumo en el plato, sino también en lo relativo a la extracción de aceites, lecitinas y otros derivados que utiliza la industria. Comemos muchos más cereales que nuestros ancestros, quienes los guardaban para momentos de escasez o hambruna, y quienes solo se los podían permitir en pequeñas cantidades. También hemos globalizado la alimentación: la soja, una legumbre principalmente consumida por la población asiática, hoy en día es una constante en la alimentación de todo el mundo.

Pero si los cereales son ricos en fibra, si tienen muchas propiedades, ¿cómo es que su consumo puede suponer un problema? Si bien es cierto que los cereales aportan nutrientes interesantes y que los hemos comido toda la vida, nunca antes lo habíamos hecho en las cantidades actuales: pan tostado por la mañana, pan para acompañar la comida (que lleva tal vez arroz o pasta) y también pan para cenar, por supuesto. El consumo de cereales, aunque hablemos de cereales sin gluten, podría generar problemas, sobre todo en individuos sensibles o que ya tienen inflamación o cierto grado de permeabilidad intestinal.

Los famosos antinutrientes: lectinas, fitatos, saponinas, oxalatos y otros

Los antinutrientes son proteínas de defensa de las plantas. Son componentes que protegen a las plantas de sus depredadores, es decir, de los humanos. La naturaleza es tan perfecta que, para mantener un equilibrio, creó estas «toxinas» en las plantas para que no arrasemos con todo, para que no nos lo comamos todo y para que si lo hacemos, también enfermemos. Encontramos antinutrientes no solo en todos los cereales (inclusive en los que no tienen gluten, como el arroz, el maíz, el mijo o el sorgo), sino también en pseudocereales como la quinoa y el trigo sarraceno; en legumbres o leguminosas (lentejas, garbanzos, etc.) y en frutos secos y semillas. Sin embargo, su proporción es mayor en cereales y legumbres. (No te asustes, no te vas a morir por comerte un plato de arroz o de garbanzos; de hecho, seguro que ya lo has comido miles de veces y aquí estás perfectamente leyendo este libro.)

En general, los antinutrientes no suelen dar problemas. Es su abuso lo que resulta problemático, sobre todo si ya existe una sensibilidad alimentaria, un intestino permeable y un sistema inmunológico inflamado. Todo esto hará que el efecto de los antinutrientes pueda ser aún peor, agravando la sintomatología inflamatoria sistémica y también digestiva, con náuseas, distensión abdominal, gases o diarrea. La otra parte negativa de los antinutrientes es que frenan la absorción de muchos minerales, como el magnesio, el hierro, el calcio y el zinc, que figuran entre los más importantes para el buen funcionamiento del organismo. La parte buena es que se puede reducir muchísimo el contenido de antinutrientes si hacemos un buen remojo, una cocción lenta o incluso una germinación o fermentación del cereal. Una vez más, los procesos ancestrales y lentos nos ayudaban a que pudiéramos ingerir estos alimentos sin mayor problema. Hoy en día, con la vida rápida que llevamos la mayoría, no nos detenemos ni hacemos estos procesos.

Proteínas y reacciones cruzadas

Al igual que el gluten es la proteína presente en el trigo y otros cereales, la secalina lo es en el centeno, y la avenina, en la avena. El arroz y el maíz también tienen sus proteínas, que se llaman prolaminas. A continuación puedes ver el tipo (nombre) y la cantidad de prolamina (proteína) de cada cereal.

CEREAL	TIPO DE PROLAMINA	CONTENIDO EN %
Trigo	Gliadina	69 %
Centeno	Secalina	30-50 %
Cebada	Hordeína	46-52%
Avena	Avenina	16 %
Mijo	Panicina	40 %
Arroz	Orzenina	5 %
Sorgo	Kafirina	52 %

El problema de las proteínas y las prolaminas es que son altamente inmunogénicas, es decir, poseen la capacidad de despertar, estimular y activar la respuesta inmunológica, la respuesta inflamatoria, con lo cual aumentan la inflamación. Además, también podrían generar ciertas reacciones cruzadas. De hecho, se cree que los individuos sensibles al gluten o incluso los celíacos pueden también serlo a otros cereales sin gluten, como el maíz, porque sus prolaminas son similares. Si te fijas, el arroz es uno de los cereales con un menor contenido de prolaminas; por eso será el más recomendable para incluirlo dentro de una alimentación antiinflamatoria. También te hablaré del trigo sarraceno o alforfón, que, a pesar de llamarse «trigo», es un cereal que prácticamente no contiene gluten y es muy bajo en prolaminas, por lo que lo verás dentro de los pocos cereales y derivados que incluiremos dentro de la alimentación antiinflamatoria.

Te repito que el problema no son los cereales ni las legumbres ni los frutos secos. El problema es básicamente su consumo excesivo actual, las malas técnicas de preparación y, por supuesto, nuestro grado de sensibilidad. Como actualmente vivimos en un entorno muy proinflamatorio (con un alto grado de estrés, comida más procesada y un ambiente cada vez más contaminado), nuestros sistemas inmunológicos y nuestra microbiota están en una situación cada vez más caótica, y esto sin duda nos está haciendo cada vez más intolerantes, cada vez más reactivos, cada vez más a la defensiva, cada vez más inflamados. Para mejorar este estado tendremos que reaprender a comer, y, sobre todo, tomar conciencia de que no podemos hacer lo mismo de siempre, sino que tenemos que adaptarnos a un entorno complejo y, lamentablemente, cada vez más enfermo. Y sí, tenemos que dejar de comer tantos cereales, aprender a prepararlos mejor y, sobre todo, escoger los que realmente nos sienten bien.

LAS SOLANÁCEAS, EL DOLOR Y LA INFLAMACIÓN

Al igual que las lectinas, la solanina es otra sustancia que actuaría como «defensa» de ciertas plantas, frutas y verduras. La solanina es un alcaloide, una sustancia de sabor amargo con propiedades pesticidas que permiten a la planta sobrevivir. Está presente en algunas plantas solanáceas, mayoritariamente en las hojas, las semillas, los frutos y los tubérculos.

Las principales solanáceas comestibles serían estas:

- → Tomate y todas sus variedades
- → Patata o papas
- → Berenjenas
- → Bayas de Goji

- Pimientos (o pimentón, pimiento morrón, jalapeños, chilis, ajíes, pimienta de cayena)

En individuos sensibles, se dice que el consumo de solanina podría generar alteraciones a nivel del sistema nervioso, provocar malas digestiones (náuseas, vómitos, dolor, hinchazón o diarrea) y aumentar el grado de inflamación sistémica, generando sobre todo dolor muscular y articular.

Por ello, las solaninas serán uno de esos alimentos que hay que reducir (no necesariamente eliminar) dentro del protocolo de alimentación antiinflamatoria, y, sobre todo, te interesará hacerlo si sufres enfermedades reumatológicas como la artritis o la artrosis, o dolor articular. También es muy recomendable si sufres enfermedades neurodegenerativas como la esclerosis múltiple, el párkinson o el alzhéimer. Creo firmemente que un aspecto clave es sobre todo reducir su consumo o limitarlo a las temporadas de estas verduras. En el Mediterráneo, los tomates, los pimientos y las berenjenas, ricos en solanáceas, son típicos en las épocas de sol y calor, unos cuatro meses al año (de junio a septiembre aproximadamente), pero hoy en día los tenemos disponibles prácticamente todo el año. Tendremos que aprender a ser conscientes y comerlos en su temporada, bien maduros, lo cual ayudará también a reducir su contenido en solanina.

No te equivoques, no vayas a pensar que las solanáceas son proinflamatorias; la solanina se encuentra en alimentos muy nutritivos. Simplemente tenemos que aprender a comerlos y adaptar su consumo a nuestro estado de salud.

LAS GRASAS MODERNAS Y EL EQUILIBRIO OMEGA-6/OMEGA-3

«Toma omega-3 para proteger tu corazón.» «El pescado azul es muy rico en omega-3.» Seguro que has escuchado alguna de estas frases. Al omega-6 y omega-3 se les ha reconocido durante mucho tiempo como ácidos grasos esenciales. Cuando hablamos de «esencial» nos referimos a que es necesaria su ingesta a través de los alimentos y a que su presencia en nuestro cuerpo es crucial para el mantenimiento de nuestras funciones. Efectivamente, tanto omega-6 como omega-3 son dos ácidos grasos que necesitamos incluir en nuestra dieta por sus múltiples funciones y porque nuestro cuerpo no los puede producir por sí solo.

Los ácidos grasos omega-6 y omega-3 modulan o controlan las vías de la inflamación. Sin embargo, no tienen los mismos efectos. Mientras que los omega-6 tienen efectos principalmente proinflamatorios, los omega-3 ejercen una acción netamente antiinflamatoria.

Los ácidos grasos omega-6 permiten la producción de leucotrienos y prostaglandinas, así como citoquinas, que amplifican el proceso inflamatorio y aumentan el dolor. Los ácidos grasos omega-3, por su parte, son clave para la producción de resolvinas y citoquinas, que disminuyen, resuelven o apagan el proceso inflamatorio. Por ello, estos dos ácidos grasos deben ingerirse en proporciones equilibradas para mantener un orden en el sistema inmunológico, permitiendo dar omega-6 al sistema de defensa y de inflamación, pero también procurando una buena dosis de omega-3 para resolver el proceso inflamatorio posteriormente y prevenir la inflamación crónica. El problema central es que, actualmente, en la mayor parte de las sociedades occidentales consumimos hasta 25 veces más omega-6 que omega-3 (un coeficiente de 25:1) y el omega-6 está altamente ligado a procesos inflamatorios crónicos.

Pero ¿cuál es el coeficiente ideal? ¿Cuál sería la mejor proporción omega-6/omega-3? Aunque no hay mucho consenso al respecto, lo que sí es cierto es que cuanto más favorezcamos la ingesta de omega-3, mucho mejor será para nuestra salud. En mi experiencia y revisión sería ideal un coeficiente de 3:1 (omega-6/omega-3).

El problema es que son muchos los alimentos ricos en omega-6 en los tiempos modernos, y cada vez se hace más difícil consumir omega-3 y encontrar buenas fuentes.

Mientras que el omega-6 está presente en la mayor parte de los alimentos de origen vegetal y sus grasas (cereales, legumbres), el omega-3 marino presente en el pescado azul, en algunos crustáceos y en las algas es de mejor absorción y aprovechamiento para tu organismo.

Las carnes animales y los huevos aportan tanto omega-6 como omega-3, aunque predomina el primero. Sin embargo, un fenómeno interesante que cabe resaltar es que, dependiendo de la alimentación del animal, podremos obtener carnes y huevos con mayor o menor contenido de omega-3. Los animales bien alimentados, que pueden comer pasto/hierbas o lombrices, que pueden correr al aire libre y que no están enjaulados o encerrados, desarrollan un perfil de grasas en sus membranas mucho más saludable para ellos, y para nosotros también al consumirlos. Lo mismo ocurre con los huevos.

El omega-6 está formado a su vez por dos tipos de ácidos grasos: el ácido linoleico (AL) y el ácido araquidónico (AA). El omega-3 estaría integrado por el ácido alfa linoleico (ALA), el ácido eicosapentaenoico (EPA) y el ácido docosahexaenoico (DHA). Mientras que estos dos últimos son formas activas del omega-3 y pueden ejercer plenamente sus funciones, el ALA necesita un proceso enzimático para poder hacerlo (que no siempre funciona muy bien, sobre todo si hay inflamación). Te comento todo esto porque mientras que el pescado azul (salmón, caballa, anchoas o atún), las algas y ciertos crustáceos aportan EPA y DHA (las formas activas del omega-3), existen algunos alimentos de origen vegetal, como las nueces, las semillas de chía y las semillas de lino, que aportan ALA, la forma menos activa de omega-3.

Como imaginarás, para mejorar la inflamación será muy necesario entonces aumentar tu consumo de omega-3 y reducir el de omega-6. ¡EFECTIVAMENTE!

Vías metabólicas de Omega-6 y Omega-3 que causan inflamación

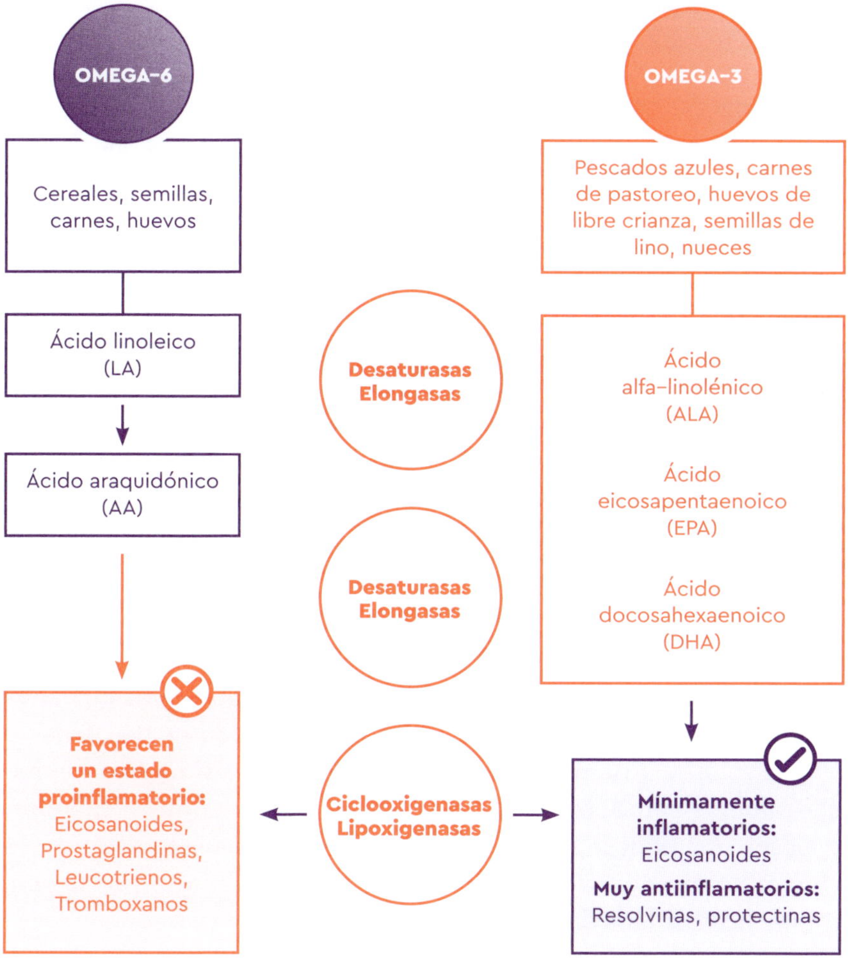

Lamentablemente, nos han querido convencer de que tomar aceites vegetales (girasol, canola, maíz o soja) forma parte de una dieta «saludable», pero lo cierto es que, lejos de ayudar a mejorar tu salud, pueden estar deteriorándola. La mayor parte de estos aceites son refinados por la industria, ricos en omega-6 y, en el caso del aceite de canola y de soja, son ricos en ALA, omega-3 de origen vegetal con poca biodisponibilidad. Además, nos han vendido la idea de que comer grasas animales es malo, de que es mejor una margarina (sin colesterol) a una mantequilla, y así miles de mitos absurdos.

¿Quieres reducir tu inflamación y mejorar tu ratio omega-6/omega-3?

→ Reduce el consumo de cereales, semillas y legumbres (así como de sus aceites) y elige aquellos ricos en omega-3 (nueces, lino, chía).

→ Consume pescados azules y productos del mar de pesca sostenible y salvajes unas tres o cuatro veces por semana.

→ Consume huevos y animales bien alimentados (y su grasa).

En muchos casos, también será necesario apoyar el organismo con la ingesta de suplementos de omega-3 de origen marino (fuente de EPA y DHA) o, si eres vegetariano, de aceite de microalgas marinas (libre de metales pesados y bien testado). Todo esto lo veremos más adelante.

LAS CARNES, SU EFECTO PROINFLAMATORIO Y SU MALA FAMA. ¿MITO O REALIDAD?

El tema del consumo de carne da mucho que hablar. Los humanos hemos sido, de toda la vida, omnívoros y comedores de carnes y aves. Evolutiva y primitivamente hablando, hemos sido durante mucho tiempo cazadores de animales pequeños y también grandes. Y luego, con el paso de los años, hemos pasado a ser criadores de animales para nuestro propio consumo. Sin embargo, por lógica, es mucho más fácil cazar, criar y consumir un animal pequeño (aves como el pollo, el pavo, el pato, la perdiz o el faisán, y otros animales pequeños como el conejo o el cordero) que un animal grande (mamíferos como la ternera, la vaca, el buey o el cerdo). Los tiempos de crecimiento de estos últimos son más lentos y su caza también es más compleja. Por tanto, el hombre primitivo consumía animales más accesibles y pequeños, y, por supuesto, pescados pequeños de lagos, ríos y mares, que podían pescar fácilmente con redes.

Lo que ocurre hoy en día es que tenemos acceso a todo de forma fácil, abundante y sin limitaciones. Comemos mucha carne de mamíferos. Y no solo eso, sino que comemos carne de animales no muy bien alimentados.

Hay varios aspectos importantes que comentar sobre la carne. El primero es que actualmente comemos animales mal alimentados y criados de forma rápida, cuyo perfil de grasas se vuelca hacia lo proinflamatorio (mucho aporte de omega-6 y omega-3). Además, se sabe que el tejido adiposo es muchas veces un reservorio de toxinas; en la grasa acumulamos metales pesados, hormonas y otras sustancias que no querrás comer. Así, un animal que se ha alimentado con pienso o comida de «engorde», enjaulado o encerrado, y seguramente sometido a tratamientos antibióticos u hormonales, no será el mejor alimento para ti y, además, tendrá un perfil de grasas volcado hacia lo proinflamatorio. Lo anterior se aplica tanto para las carnes de mamíferos (ternera, cerdo, buey, cordero o conejo) como para las de aves; sin embargo, ten en cuenta que cuanto más larga haya sido la vida del animal, mayor será el tiempo de exposición a dichas toxinas, por lo que es probable que la carne de pollo industrial sea más inocua que el cerdo criado en las mismas condiciones.

Además del contenido desequilibrado de grasas de las carnes que consumimos actualmente y las posibles toxinas que ingerimos, hay otros factores que vinculan a las carnes con la inflamación. El alto consumo de carne roja y procesada se ha asociado comúnmente con un mayor riesgo de cáncer, particularmente cáncer colorrectal. Hace unos años se descubrió el impacto de una sustancia presente en la carne roja, el ácido N-glicolilneuramínico (Neu5Gc), que exacerba el cáncer en ratones «de forma muy similar a como lo haría en humanos».[15]

Al parecer, hace unos dos millones de años, los humanos experimentaron un cambio genético que activó el gen *CMAH*, que permite la síntesis de un azúcar denominado Neu5Gc. Este azúcar se encuentra principalmente en las carnes rojas y también en algunos lácteos. La ciencia afirma que mientras que el pollo, el pato y el pavo, así como la mayoría de las aves, están libres de este gen, la mayor parte de los mamíferos, como la ternera y el cerdo, sobre todo este último, podrían tener grandes cantidades de este azúcar.[16] El problema del Neu5Gc es que podría actuar como una sustancia extraña y desatar una respuesta inflamatoria; por tanto, podría exacerbar o generar condiciones autoinmunes en individuos susceptibles. Sin embargo, aún se desconoce en gran medida cómo la dieta afecta a estos anticuerpos, es decir, el contexto. Ni la inflamación ni el cáncer se deben a un único factor, por lo que será importante analizar el resto de la alimentación y el estilo de vida de cada individuo.

El tercer factor del que te hablaré y que también puede condicionar la inflamación es la digestibilidad de las carnes. Las carnes rojas, por naturaleza, contienen un mayor número de fibras musculares que requieren un buen trabajo digestivo; precisan una buena cantidad de ácido clorhídrico (HCL) en el estómago, el cual permite activar la síntesis de enzimas proteolíticas para poder romper sus enlaces y fibras y permitir su digestión. Hoy en día, la mayoría de las personas no tienen una buena digestión. El alto consumo de productos irritantes (café, alcohol, tabaco), el estrés crónico, el abuso de fármacos y los cambios en la microbiota del tracto digestivo han disminuido nuestra capacidad de tener digestiones eficientes. Esta es la razón por la que, seguramente, si tienes problemas digestivos, te cueste más digerir la carne roja que la de aves, por ejemplo. Tomar mucha carne roja en un individuo que no tiene buenas digestiones no hará más que disminuir el tránsito digestivo; además, afectará a la microbiota y, por tanto, generará más tendencia proinflamatoria.

El cuarto y último factor que podría justificar el supuesto «efecto proinflamatorio» de la carne es la formación de óxido de trimetilamina (TMAO), una sustancia que produce tu microbiota proteolítica (es decir, las bacterias que degradan y metabolizan las proteínas). A niveles elevados, el TMAO ayuda al colesterol a adherirse a los vasos sanguíneos, lo cual contribuye a la aterosclerosis y al daño endotelial. Pero recuerda que el colesterol no es el problema, sino el colesterol oxidado gracias al estrés oxidativo y a la inflamación. Además, la formación de TMAO depende también de la salud de tu microbiota y de tus digestiones. Se ha observado que aquellas personas que poseen disbiosis intestinal tienen niveles elevados de TMAO independientemente de que consuman carne o no. También he visto un aumento de las bacterias proteolíticas y, por tanto, de

TMAO, en pacientes con dietas vegetarianas y exentas de carne. Por ello, en este caso merece más la atención enfocarnos en mejorar la salud digestiva y la microbiota del paciente.

Hasta ahora hemos analizado la posible vinculación de la carne con la inflamación. Con todo esto, no quiero decir que haya que quitar la carne roja en una alimentación antiinflamatoria, aunque sí puede que sea lo más conveniente al principio, mientras trabajamos el contexto de inflamación y la salud digestiva del paciente. Para ello habrá que tener en cuenta lo siguiente:

- → Seleccionar muy bien la calidad de la carne, buscando que sean animales bien alimentados, de libre pastoreo, y que no hayan sido sometidos a tratamientos antibióticos ni hormonales.
- → Analizar muy bien el contexto del paciente. Si se trata de un individuo con afectación digestiva, gastritis o colon irritable, será mejor evitar durante un tiempo el consumo de carnes rojas, hasta que mejore su digestión.
- → Cuidar las cantidades y la frecuencia; no hace falta ni es evolutivo comer carne a diario. Será importante individualizar esto en cada persona, pero un consumo semanal o quincenal de carne roja y un mayor consumo de pescados y aves puede ser más inteligente.
- → Priorizar el consumo de aves (pato, pavo, pollo, perdiz o faisán) y de animales pequeños como el conejo, la oveja y el cordero, que parecen tener un perfil de grasas menos proinflamatorio y un menor contenido de Neu5Gc.

EL AZÚCAR REFINADO Y SU EFECTO PROINFLAMATORIO DIRECTO

De todas las sustancias y alimentos de los que te he hablado, creo que hay uno que casi todos sabemos que no es bueno para nadie: se trata del azúcar. Pero bueno, hay mucho que hablar del azúcar, puesto que no solo se trata del azúcar de mesa.

Hace un tiempo salió una importante noticia que circuló por los medios y que decía que «el azúcar mata». Esto no me gustó nada, puesto que si bien el fondo es bueno, no estamos realmente explicando ni educando al consumidor. Realmente el azúcar no mata, sino que mata el contexto de alimentación proinflamatoria que existe hoy en día, en la que el azúcar refinado es un denominador común. Y tal vez tú me digas: «Pero si yo apenas tomo azúcar». Sí, es verdad, a lo mejor no le pones azúcar al café ni agregas azúcar refinado a tus comidas. Pero casi nadie habla del azúcar presente en las bebidas y los zumos, así como los jarabes de glucosa y fructosa que contienen muchos productos procesados, salsas y alimentos «falsamente saludables», e incluso las harinas refinadas y el pan blanco, que pueden tener casi el mismo efecto que el azúcar. Te desayunas un yogurt con trocitos de fruta (y jarabe de glucosa), meriendas una galleta digestiva con fibra (y jarabe de glucosa), acompañas tus comidas con un té frío o un zumo (con bastante azúcar), comes pan con las comidas..., pero aun así tú crees que no consumes azúcar. Creo que hace falta que más que decirnos que el azúcar mata, nos enseñen realmente a comer bien.

El azúcar y la sacarosa (presente en la remolacha y en la caña de azúcar de forma natural), al igual que la fructosa y el sorbitol (presente en las frutas) no son malos realmente. No son malos en su contexto natural: en forma de fruta, en forma de remolacha y en la caña de azúcar que nuestros antepasados chupaban como golosina natural. De hecho, la caña de azúcar es una fuente riquísima de minerales como el hierro y el zinc. Por su parte, las verduras y las frutas ricas en azúcares son también una fuente de fibra y antioxidantes que nos ayudan a disminuir los picos de azúcar en sangre. Es el azúcar refinado, el azúcar blanco y todos los subproductos industriales que se obtienen a partir del azúcar los que causan problemas: jarabe de glucosa y fructosa, dextrosa, jarabe de maíz, etc.

Además, si te fijas, la mayor parte de los alimentos dulces presentes en la naturaleza se suministran en pequeñas cantidades, y eran utilizados por nuestros ancestros en momentos y con fines específicos: la miel se usaba en invierno para mejorar catarros; el agave y el sirope de arce en la época de cosecha, etc. Estos azúcares naturales, consumidos de forma inteligente y consciente, no matan, sino todo lo contrario, en el contexto de una alimentación buena, rica en fibra y antiinflamatoria.

La mejor solución es, evidentemente, dejar de consumir productos industriales y acudir a las fuentes primarias de azúcar, así como a frutas y verduras enteras. En cantidades muy pequeñas, y siempre que tu metabolismo responda bien a los azúcares, es decir, que no tengas resistencia a la insulina ni diabetes, podrás incluir algunos azúcares naturales (de forma terapéutica) para mejorar tus defensas, si es que te hacen falta. Un ejemplo de ello sería la miel; pero, ojo, porque suele estar muy adulterada en los tiempos modernos (la del supermercado no vale), y si no estás muy seguro de su pureza, es casi mejor evitarla.

LOS EDULCORANTES SIN CALORÍAS: NO AYUDAN A DISMINUIR TUS GANAS DE DULCE, SINO TODO LO CONTRARIO

Y ahora me dirás: «Y si no como azúcar, ¿puedo tomar edulcorantes?». *Meehhh*, lo mejor es que no.

Yo estuve enganchada a ellos. Sí, en mi época de los veinte, cuando hacía dietas restrictivas, no me permitía ni oler el azúcar y usaba sucralosa para todo. Me tomaba un té frío o un refresco de cola sin azúcar cuando salía. Compraba yogures edulcorados y huía de toda fuente de azúcares de origen natural. El azúcar me daba un miedo increíble. Pero, al mismo tiempo, ha sido el momento de mi vida en el que he experimentado más «ansiedad» o ganas de comer cosas dulces y de comer en exceso. Seguro que interaccionaban varios factores en ello, pero recuerdo que, al dejar los edulcorantes, la cosa cambió.

Una de las cosas que observo en los pacientes es que cuando adoptan una alimentación antiinflamatoria, incluso incluyendo alimentos ricos en azúcares naturales, logran controlar y mejorar sus antojos y sus concentraciones de azúcar en sangre. Siempre me preguntan: «¿Cómo me quito la ansiedad por comer dulces?». Esto no se quita así como así, ni tomando cinco vasos de agua ni distrayendo demasiado la mente. Los antojos responden normalmente a dos factores:

1. **Los factores emocionales:** tendemos a comer más y peor cuando necesitamos placer en nuestra vida, cuando estamos tristes o cuando nuestra vida está llena de problemas y no paramos.
2. **Los factores fisiológicos:** la inflamación, la resistencia a la insulina o las alteraciones de la microbiota traen consigo un cambio en los patrones de hambre y saciedad, así como en el reconocimiento de sus señales. Así, puedes experimentar antojos y ganas de comer a cada rato.

Aunque a nivel científico se indique que son inocuos en cantidades pequeñas, no recomiendo para nada el consumo de edulcorantes artificiales, como la sacarina, el aspartamo o la sucralosa). Primero, porque acostumbrarás a tu paladar a una sensación dulce que cuando no tengas a mano el edulcorante, te hará buscar automáticamente otras fuentes de azúcar. Segundo, porque aunque te sabe dulce, tu cerebro y tu cuerpo saben que no es azúcar, y esto muchas veces el cuerpo no lo entiende. Además, estudios recientes han demostrado que estos edulcorantes pueden producir alteraciones importantes en tu microbiota, favoreciendo la disbiosis,[17, 18] y ya sabes que una microbiota desequilibrada favorece la inflamación. Hasta ahora, el mejor descrito ha sido la sacarina, cuyo impacto negativo en la microbiota no es nada despreciable.

En cuanto a los edulcorantes naturales, podría recomendarte pequeñas cantidades de estevia natural (hoja o extracto), o bien xilitol y eritritol, estos últimos usados en muy pequeñas proporciones, ya que su exceso también puede generar problemas digestivos. Ten en cuenta que la mayor parte de los edulcorantes naturales vienen «mezclados» con otras cosas, así que intenta buscar fuentes mínimamente procesadas y mezcladas.

La mejor opción será siempre acostumbrar tu paladar a las cosas como son, como saben y como vienen de la naturaleza. Al principio te costará, está claro, pero ¿sabes qué?, solo será una semana. En siete días verás que ya no cuesta tanto.

LAS INGESTAS EXCESIVAS, EL PICOTEO, LA INSULINA Y LA ENERGÍA CELULAR

¿Cuántas veces abres la nevera las tardes aburridas o los domingos en casa? ¿Cuántas veces comes porque estás cansado o te aburres? ¿Cuántas veces comes hasta llenarte y no poder más o picoteas todo el día?

Si comes más de tres o cuatro veces al día, picoteas todo el día o comes hasta llenarte sin que quepa un alfiler, tu hormona insulina debe de estar montando una fiesta. Es importante tener controladita la insulina, esa hormona proinflamatoria de la que te hablé anteriormente y que segregas cada vez que comes, porque de lo contrario puede ser un factor que contribuya a tu estado de inflamación.

Hoy en día, los seres humanos contamos con una abundancia alimentaria. Tenemos acceso a muchos tipos de alimentos, en mucha cantidad y a todas horas. Además, consumimos mucha comida procesada que viene cargada de aditivos que nos generan aún más placer y adicción a comer. Vivimos rápido, comemos por necesidad, pero a veces tendemos a comer más por saciar vacíos emocionales y porque también la comida se vuelve adictiva. Y esto nos inflama.

Sin embargo, el cuerpo humano está mucho más adaptado a situaciones de escasez (hambre) que a la abundancia (sobreingesta). Venimos de épocas de guerras y hambrunas, en las que encontrar alimento y comer no era tan sencillo como ahora. Nuestro cuerpo no está hecho para comer a todas horas; de hecho, esto juega en contra de tu salud.

Es cierto que la comida es energía, pero la energía, como habrás visto, en realidad la producen tus células y mitocondrias. Una célula sana producirá energía; una célula enferma e inflamada, por más que le metas comida, no funcionará bien. De hecho, algo curioso que noté desde que empecé a ayunar (dejar de comer) fue que tenía más energía, y seguro que si lo has probado, también lo habrás notado.

Además, nuestro sistema digestivo necesita descansar; necesita que pasen al menos cuatro horas entre una ingesta y otra para poder realizar una digestión correcta. Si comes a todas horas y tu sistema digestivo no descansa, en algún momento empezarán los problemas. De hecho, nuestro sistema digestivo cuenta con una maquinaria muy interesante llamada Complejo Motor Migratorio (CMM), el cual se activa únicamente cuando estamos en ayuno. El CMM actúa como una especie de cepillo que barre las paredes de tu intestino, limpiándolo y permitiendo la expulsión de residuos y tóxicos. El momento en el que más suele activarse nuestro CMM es por la noche, cuando descansa nuestro sistema digestivo, cuando dejamos de comer y dormimos, pero también durante el día si hacemos descansos entre una comida y otra. Ya podrás imaginarte que si cenas muchísimo y te vas a la cama con el estómago lleno, no activarás el CMM y, por tanto, tu sistema digestivo no podrá hacer esta limpieza. El sistema digestivo es, además, un secuestrador de energía, de forma que cuando comes, casi toda la energía corporal se concentra en tu sistema digestivo para permitirle digerir. Por eso puedes sentir que, después de comer, tu temperatura corporal baja (la sangre se va hacia el sistema digestivo), y en ocasiones puedes sentir un bajón o sensación de baja energía. Si comes a cada rato, no estarás llenándote de energía, sino todo lo contrario, estarás enviando toda tu energía al sistema digestivo, dejando sin energía a otros sistemas, como el sistema inmunológico.

Como habrás visto a lo largo de esta obra, el sistema inmunológico se encarga de controlar la inflamación. Pues bien, la mayor parte de las funciones del sistema inmunológico solo las puede llevar a cabo en un estado de reposo, en un estado en que tu energía pueda ser utilizada por tus células del sistema inmunológico, en estados normalmente de ayuno y reposo. ¿Por qué crees que el hambre desaparece tras una infección? ¿Por qué crees que cuando estamos resfriados perdemos el apetito? Simplemente porque tu cuerpo, inteligentemente, suprime el apetito para que comas poco y así tu sistema inmunológico tenga toda la energía para él solito poder resolver el desastre. Tu sistema inmunológico solo puede defenderse, desinflamarse y regenerarse si le dejas energía.

Hace un tiempo surgió la idea de comer cinco o seis veces al día. Yo misma, como nutricionista, lo hice y lo recomendé. Pero, como siempre, la ciencia cambia. Hoy en día reconocemos la importancia de dejar descansar al sistema digestivo y de espaciar las comidas. La mayoría de los seres humanos podemos funcionar perfectamente con dos o tres comidas diarias, en cantidades suficientes, pero sin llegar a sentirnos excesivamente llenos. Y si aparece el hambre, se puede tomar alguna fruta o algún otro picoteo, en pequeñas cantidades. Los japoneses tienen un concepto que me gusta mucho: el *hara hachi bu*, cuya traducción es «barriga al 80 %», y esto es lo ideal tras cada comida principal. Siempre digo que si después de comer te cabría una manzana grande, has alcanzado tu *hara hachi bu*.

Además de hacer menos comidas y evitar picoteos y sobreingestas, otra de las cosas que haremos para mejorar nuestro estado de inflamación es prolongar un poco las horas de ayuno. Estas horas de ayuno servirán para que tu sistema digestivo active más y mejor el CMM y para que tu sistema inmunológico tenga más tiempo de reparar, desinflamar y regenerar sus células. Pero, además, activaremos otro mecanismo interesante: la autofagia.

La autofagia es un mecanismo natural de regeneración que ocurre en nuestro cuerpo, es el proceso mediante el cual se renuevan nuestras células. Permite que las células dañadas mueran, se degraden y se renueven. La autofagia sería un proceso clave en la prevención de enfermedades crónicas y un proceso que contribuiría a evitar el envejecimiento y la inflamación celular. La autofagia regula la activación del inflamosoma, una maquinaria que amplifica la inflamación en nuestro cuerpo y promueve la secreción de citoquinas inflamatorias.

¿Y por qué te cuento todo esto? Porque la autofagia se activa en nuestro cuerpo tras el ayuno y tras la restricción calórica. Por ello, unas de las estrategias que usaremos para controlar la inflamación es el ayuno terapéutico y realmente adecuado para ti.

14

PROTOCOLO ANTIINFLAMATORIO. LAS DIEZ ACCIONES PARA VIVIR EN UN CUERPO SANO Y DESINFLAMADO

Después de haber dedicado tres cuartas partes del libro a hablar sobre la teoría, pasemos ahora a la práctica, a lo que debes hacer para revertir la inflamación. Pero te advierto: será importante que hayas entendido bien la teoría para poder llevar a cabo ahora este gran protocolo.

Si has pasado por múltiples dietas y no te han funcionado, es muy probable que se deba a que ignoras cómo funciona tu cuerpo y el impacto de esa dieta en ti. En lo personal y profesional, pienso que nada puede cambiar ni mejorar en tu vida si no hay una toma de conciencia de lo que te ocurre. Debes identificar primero para qué y por qué haces una dieta y qué impacto tendrá en ti, más allá del peso corporal. Si te soy sincera, llevo cinco años sin hacer dietas para perder peso ni contar calorías, ni para mí misma ni para mis pacientes, porque entendí que el peso es solo una consecuencia de los cambios que hacemos en nuestra alimentación, no el objetivo.

Así que no quiero que hagas una dieta más. Quiero que desinflames tu cuerpo para que este llegue al peso y al estado en que deba estar. Una alimentación antiinflamatoria te hará perder peso si lo necesitas, o te hará mantenerlo o incluso ganar peso y músculo, acompañada de un buen plan de actividad física. Así que nos centraremos en desinflamar tu cuerpo a través de otros factores que no solo sean la dieta. Lo haremos través de un cambio global del estilo de vida en el que combatiremos los diez agentes o factores proinflamatorios a través de las diez acciones para un cuerpo desinflamado:

1. Comida antiinflamatoria
2. Ayuno y descanso
3. Suplementación consciente
4. Respiración y meditación
5. Reducción de los tóxicos
6. Movimiento inteligente
7. Dormir, pero bien
8. Volver a la naturaleza
9. Tomar el sol y sincronizarnos con el medio
10. Vivir con propósito, agradecer y confiar

En la medida en que trabajemos en estas diez acciones, tu cuerpo se irá sintiendo menos amenazado, el sistema inmunológico bajará la guardia, la inflamación empezará a disminuir, tus hormonas irán funcionando mejor, tu metabolismo operará de forma óptima y empezarás a sentirte realmente bien. Si te preocupa el peso, la buena noticia es que, poco a poco, esto hará que tu cuerpo alcance el peso que metabólicamente le funciona bien, el verdadero peso saludable para él. Las dietas muy bajitas en calorías, o pobres en nutrientes, no solo te matarán de hambre, sino que también generarán más estrés y probablemente acaben alimentando el bucle de la inflamación, provocando al final un efecto yoyó y metiéndote en una rueda de hámster en la que cuanto más estás a dieta, más engordas. Repite conmigo: «De ahora en adelante, no haré dietas para bajar de peso. Cambiaré mi estilo de vida para mejorar mi inflamación, y así mi cuerpo llegará a un peso saludable para sí mismo».

Para mí, todo cambio requiere tiempo, y, sobre todo, que se haga de forma progresiva. Hay a quien es nos gusta y nos motiva hacer un montón de cambios a la vez, pero la experiencia me dice que estos cambios no suelen ser sostenibles a largo plazo. Yo he tardado años en poder llevar a cabo las diez acciones y tener plena conciencia de ellas (aunque a veces me salte alguna). Me llevó años tener realmente conciencia de los tóxicos y empezar a cuidar la calidad y la fuente de lo que comía, así como de lo que usaba para limpiar en casa y lo que me ponía en el cuerpo. Perfumes, cremas, aromas, productos de limpieza... están en su mayoría cargados de ingredientes ajenos a nuestra biología.

A pesar de que propongo diez acciones, en este libro nos vamos a enfocar en cinco de ellas que nos van a permitir desinflamar, desintoxicar y descansar, y que considero que son las más importantes e imprescindibles para empezar a mejorar tu salud. Pero ojo, no le quiero restar importancia al resto de las acciones. Solo creo que es mucho más inteligente empezar por las bases para luego ir «perfeccionando» el terreno. Así que empecemos con las primeras acciones:

- La comida antiinflamatoria
- El ayuno y el descanso físico
- Suplementación consciente
- Respiración, movimiento y meditación para gestión del estrés
- Dormir, pero bien

Créeme si te digo que si empiezas a comer bien, a tener un descanso de calidad, a aplicar técnicas que te ayuden a gestionar mejor el estrés, a moverte, a cubrir déficits y a ordenar tus ritmos circadianos, la cosa irá seguramente a mejor. Te desinflamarás, descansarás y tus órganos depurativos podrán llevar a cabo mejor sus funciones, permitiéndote deshacerte con más facilidad de los tóxicos. Asimismo tendrás más claridad mental para empezar a realizar el resto de las diez acciones y trabajar paso a paso en ellas. Recuerda, se trata de un camino, no de una carrera.

15

LA DIETA ANTIINFLAMATORIA

¿Para quién es la dieta antiinflamatoria? Para cualquiera que quiera mejorar su salud, su inflamación o cualquier enfermedad asociada. ¿Sirve para enfermedades autoinmunes? Sí. ¿Sirve para alergias? Sí. ¿Sirve para bajar de peso? Sí. ¿Sirve para ganar peso? Sí. Si no tengo ninguna enfermedad, ¿también me sirve? Sí.

En realidad, una alimentación antiinflamatoria es la que sugiero para todo el mundo porque ayuda a prevenir enfermedades (en el caso de que goces de buena salud) y a tratarlas (en el caso de que tengas alguna enfermedad). No hace falta que te hayan diagnosticado algo o que te encuentres mal para empezar a actuar sobre tu salud. Podríamos prevenir muchas cosas si empezáramos a comer mejor.

Primero hablaremos de la dieta antiinflamatoria básica y luego, para quienes buscan soluciones específicas, mencionaré algunas adaptaciones que podemos hacer en caso de padecer problemas digestivos o disbiosis intestinal, alergias o histaminosis crónica, enfermedades autoinmunes, o bien si queremos ganar o perder peso corporal.

PRINCIPIOS DE LA DIETA ANTIINFLAMATORIA

¿Cómo debería ser una dieta antiinflamatoria? ¿Qué principios básicos debería cumplir? A continuación se enumeran uno a uno.

- → **Completa.** Esta es la primera característica de una alimentación antiinflamatoria, que sea completa, es decir, que aporte cada uno de los nutrientes que necesitamos para estar en equilibrio u homeostasis. Recordemos que los desequilibrios o déficits nutricionales pueden afectar negativamente a la inflamación y al sistema inmunológico. Especial atención merecen la vitamina D (deficitaria casi en el 88 % de la población), los omegas, la vitamina A, el magnesio, el zinc y las vitaminas del grupo B.

→ **Rica en fibra.** El consumo de fibra dietética, sobre todo de fibra soluble, es muy importante para una buena salud intestinal y de la microbiota. La fibra soluble es fermentada por las bacterias intestinales que forman parte de la microbiota intestinal, generando un efecto prebiótico y permitiendo la formación de ácidos grasos de cadena corta (AGCC). Estos AGCC tienen una acción antiinflamatoria en el intestino y en el resto del organismo.

→ **Debe controlar la hormona insulina.** Este es un factor fundamental para el control de la inflamación; recordemos todos los efectos proinflamatorios de la insulina. Para mantener a raya la insulina es fundamental evitar comer carbohidratos en exceso, alejarnos de las comidas frecuentes o el «picoteo», además de ingerir buenas cantidades de fibra, grasas y proteínas, que disminuyen los picos de glucosa en sangre. Adicionalmente hay otros factores que nos ayudarán a controlar la insulina, como dormir bien, movernos o ejercitarnos, y el ayuno inteligente.

→ **Lograr un equilibrio de omega-3/omega-6.** Como hemos comentado anteriormente, la dieta moderna occidental es muy rica en omega-6 (aceite de maíz, de girasol y de semillas; cereales y grasas vegetales) y baja en omega-3 (pescados azules, algas, nueces y semillas de lino), lo cual aumenta los niveles de inflamación del organismo. Una dieta antiinflamatoria debe buscar mejorar el coeficiente omega-3/omega-6, favoreciendo la ingesta del primero.

→ **Rica en sustancias inmunomoduladoras, antiinflamatorias, antioxidantes y depurativas.** Incluiremos alimentos ricos en antioxidantes y con poder antiinflamatorio natural. Los polifenoles y fitoquímicos presentes en las frutas y verduras son los más potentes e importantes, y he aquí otra razón para que las frutas y las verduras deban estar presentes en todas tus comidas. Además, las especias en general (orégano, tomillo, romero, cúrcuma, clavo, canela...) tienen una alta capacidad antioxidante y antiinflamatoria, así que incluiremos muchas de ellas.

→ **Baja en tóxicos.** Cuantas más sustancias e ingredientes que tu cuerpo «no reconoce» (aditivos, pesticidas o metales pesados) consumas, mayor será el esfuerzo que haga tu cuerpo para eliminarlos y, por tanto, mayor será la inflamación.

→ **Con productos de calidad.** Es fundamental intentar tomar productos de calidad, mínimamente procesados y, en lo posible, ecológicos u orgánicos. Conviene cuidar también los materiales en que los servimos y cocinamos.

→ **Variada y de temporada.** Debe ser rica en productos autóctonos, de la zona y de temporada. Es interesante variar o rotar los alimentos que consumimos; para ello, lo mejor es tener en cuenta las temporadas. Incluir tomates en verano en vez de en invierno, o tomar coles en invierno en vez de en verano, son algunos ejemplos.

En la práctica, veamos cómo se traslada esto.

Pirámide de alimentación antiinflamatoria

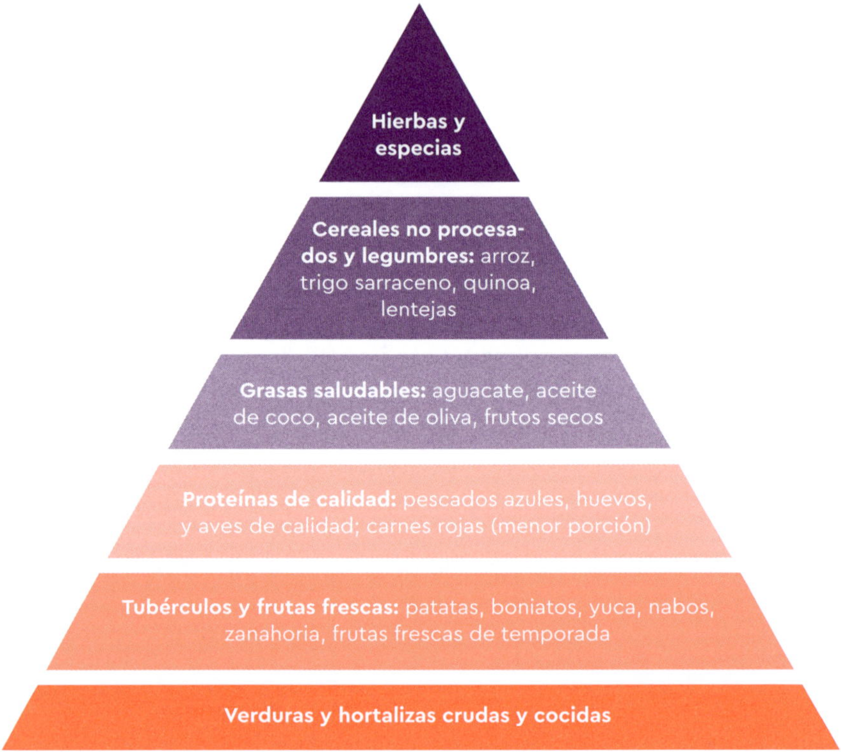
Hierbas y especias
Cereales no procesados y legumbres: arroz, trigo sarraceno, quinoa, lentejas
Grasas saludables: aguacate, aceite de coco, aceite de oliva, frutos secos
Proteínas de calidad: pescados azules, huevos, y aves de calidad; carnes rojas (menor porción)
Tubérculos y frutas frescas: patatas, boniatos, yuca, nabos, zanahoria, frutas frescas de temporada
Verduras y hortalizas crudas y cocidas

En esta pirámide, muy diferente a la tradicionalmente propuesta para una alimentación saludable, puedes ver cómo es una alimentación antiinflamatoria. Se trata de volver al origen, de comer con lógica, de respetar los ritmos de la naturaleza y de comer lo más parecido a nuestros ancestros. Una dieta antiinflamatoria es volver a los orígenes de nuestra alimentación. Principalmente, es una alimentación basada en alimentos ancestrales y que han formado parte de nuestra alimentación desde hace siglos.

Ejercicio del bosque

Imagínate por un momento que estás en un bosque, en plena naturaleza, y que te sueltan allí sin tener ningún alimento cerca. ¿Qué encontrarías para comer? Dependiendo de la estación del año, seguro que encontrarías frutos silvestres, verduras, hojas verdes, hortalizas y alguna raíz o tubérculo. Tal vez se cruce también algún animal pequeño que puedas cazar fácilmente para cenar si te las ingenias. Difícilmente tendrías acceso a alimentos como cereales, pan, azúcar, lácteos e incluso frutos secos y semillas. Eso no sería tan sencillo.

Después de este ejercicio de reflexión, ¿podríamos imaginarnos cómo es una alimentación antiinflamatoria? Como ves, la base y los principales alimentos que deberían formar parte de la alimentación antiinflamatoria, a diario y en todas las comidas, son principalmente alimentos que nos brinda la tierra todo el año: verduras de hoja verde, hortalizas (zanahoria, coliflor, calabaza, brócoli, etc.), frutas frescas y algunos tubérculos almidonados (yuca, boniato, patata), siempre de temporada.

No es el pan del desayuno, ni la leche del café, ese que te tomas a diario, lo que debería ser la «base» de tu alimentación. El modelo de alimentación occidental, sin embargo, nos impone que la base de nuestra alimentación deberían ser los cereales, el pan, la pasta y sus derivados, pero ¡nada más lejos de la realidad!

A continuación, encontrarás mis principales recomendaciones para una dieta antiinflamatoria:

→ Partiremos de la premisa de que, como has visto en la pirámide, la base de tu alimentación, en torno al 70 % de los alimentos consumidos, deben ser frescos y de origen vegetal: verduras, frutas, hortalizas, raíces y tubérculos de temporada. Aquí también incluimos grasas buenas de origen vegetal, como el aceite de oliva, el aguacate, el aceite de coco, etc., siempre contando con que esta grasa o aceite debe ser fresco, no procesado ni refinado; que sea siempre extra virgen y prensado en frío. En torno a un 20 % de la alimentación lo formarían alimentos de origen animal (pescados ricos en omega-3, huevos y aves). Las carnes rojas de libre pastoreo también podrían incluirse en menor medida, y prefiriendo animales pequeños como el cordero, la cabra y el conejo. También incluimos aquí las grasas animales, de calidad, incluyendo la grasa inmersa en el pescado y en la carne, o la mantequilla, entre otros. Un 10-15 % aproximadamente lo constituirían cereales sin gluten y fácilmente tolerables por el sistema inmunológico: legumbres, frutos secos y semillas. Sí, apenas un 10-15 %. No hace falta mucho más. Se trataría de un poco de arroz, un plato de lentejas, una rebanada de pan de calidad o un puñado de nueces que pudiéramos incluir en pequeñas porciones diarias o tres veces por semana.

→ En cuanto a los cereales y las legumbres, priorizaremos algunos como el arroz, el mijo o el trigo sarraceno, que tienen buena digestibilidad y pueden tomarse —mejor en su versión ecológica, orgánica— bien lavados, remojados o germinados. Otros cereales y pseudocereales como el maíz, la quinoa, la avena o el centeno, a pesar de ser alimentos consumidos por culturas ancestrales, pueden generar muchas veces reacciones en intestinos y sistemas inmunológicos inflamados, así que te sugiero evitarlos, al menos al principio. Las legumbres las tomaremos bien remojadas y, preferiblemente, germinadas.* Las técnicas de fermentación y germinación ayudan a reducir la cantidad de antinutrientes (principalmente lectinas y ácido fítico) presentes en los cereales y las legumbres, mejoran su digestión y favorecen una mejor salud intestinal y de tu microbiota.

---

* Puedes aprender a germinar tus legumbres en <https://www.nutrigaby.com/lentejas-y-legumbres-germinadas-la-mejor-forma-de-comerlas-en-la-dieta-antiinflamatoria>.

Recuerda: tu principal fuente de hidratos de carbono serán las verduras de tierra ricas en almidones, raíces y tubérculos. Por ejemplo, zanahorias, calabaza, boniatos/batatas, patatas/papas, yuca, plátano maduro o plátano macho de freír, nabos, remolacha y algunos más raros como la malanga, el ñame y el ocumo. De ahora en adelante, priorizarás estos alimentos en tus guarniciones antes que los cereales y las legumbres.

→ Desde luego, evita el consumo de alimentos proinflamatorios y que no agreguen ningún valor nutricional, como harinas refinadas, trigo y derivados (pan, galletas, pastas, bollería), alimentos con azúcar refinado, bebidas alcohólicas, grasas industriales (margarina, productos preelaborados), bebidas azucaradas, cereales listos para comer, etc.

→ Evita, sobre todo en un principio, mientras mejoras tu estado de salud e inflamación, todos los productos lácteos (yogur, queso y leche) de todos los mamíferos. Te sugiero hacerlo durante al menos treinta días. Luego puedes probar e introducir sobre todo los lácteos a base de cabra y oveja, en lo posible fermentados (kéfir, yogur y quesos curados).

→ Es importante incorporar grasas de calidad a diario y en buena cantidad, porque son esenciales para una buena salud hormonal, para mantener niveles estables de insulina y para favorecer la saciedad. Las procedentes del aceite de oliva, del aguacate, del coco y de las aceitunas son de mis favoritas; además de las ya presentes en el pescado azul, los huevos y la carne de calidad.

→ Consume al menos tres veces por semana pescados frescos, azules o grasos, y pequeños como fuente de proteína animal: salmón, sardinas, caballa, bacalao, jureles o sargo. El omega-3 es el principal ácido graso antiinflamatorio, por lo que es esencial y necesario su consumo. Es ideal aumentar el consumo de pescados frente al de carnes, ya que así se favorecerá la ingesta de omega-3 frente a la de omega-6. Es importante escoger pescados pequeños y azules, como las anchoas, las sardinas, la caballa, el salmón y la trucha, cuya carga de metales pesados es pequeña.

- Es muy importante hidratarte a primera hora del día, ya que ello ayudará a la salud de tus órganos depurativos, incluidos el intestino y el hígado. Suelo recomendar empezar con alguna infusión de hierbas o con un vaso de agua tibia o a temperatura ambiente. Esto despertará tu sistema digestivo, mejorará la secreción de ácido estomacal y lo preparará para la ingesta de alimentos y para una buena digestión.

- Evita tomar bebidas durante las comidas principales, no porque sea malo o porque vaya a afectarte negativamente, sino porque el consumo de líquidos junto a las comidas principales no favorece una buena digestión. Además de diluir y disminuir la eficiencia de las enzimas digestivas, el consumo de líquidos (incluyendo el agua) disminuirá tu salivación y, además, hará que seguramente tragues más y mastiques menos. Puedes finalizar tus comidas con una infusión digestiva a base de hinojo, menta, regaliz o anís, ya que mejorará la secreción de enzimas digestivas.

- La calidad de lo que consumes es importante. Procura comprar verduras y frutas ecológicas/orgánicas o de proximidad. Ya sabes que el consumo de tóxicos, incluidos los agroquímicos (fertilizantes y pesticidas), también puede aumentar tu inflamación. Y aunque la industria agrícola indique que estos se usan en cantidades «seguras», no estamos realmente seguros de su efecto acumulativo. Otro factor es que los cultivos que han crecido con agroquímicos tienen un crecimiento acelerado y esto también impacta negativamente en su contenido nutricional. Sé que a veces se hace cuesta arriba, a nivel de acceso y a nivel económico, poder comprar cultivos ecológicos u orgánicos. Te recomiendo mucho informarte sobre opciones locales, mercados de granjeros o de proximidad, donde seguro encontrarás opciones más económicas. Y si no puedes comprarlo todo ecológico u orgánico, no pasa nada, pero al menos intenta comprar verduras, hortalizas y frutas con piel, ya que al quitarla o pelarla, estarás también quitando parte de esos agroquímicos. Ten cuidado con algunos cultivos como las fresas, los frutos rojos, el tomate y las conservas de tomate, apio, patata/papas, manzanas, cerezas, uvas y peras, pues suelen contener muchos agroquímicos. Si un alimento tiene mucha superficie de contacto (como los tomates cherri, la cereza o la fresa), es muy probable que tenga un mayor contenido de agroquímicos adheridos a su piel. Lamentablemente, como no podemos retirar la piel de estos, es mejor que no los consumas si no los consigues de fuentes seguras.

- Come carnes y huevos, pero de calidad. Existen grandes diferencias entre un animal criado al aire libre, con acceso a tomar el sol, a comer pasto y a poder moverse, que un animal criado en jaulas y con una vida a oscuras y sin movimiento. La carne estará más llena de ácidos grasos omega-6 y ácidos grasos saturados. Un animal bien criado tendrá unas membranas más sanas y sus huevos y crías también serán más sanos. Así que compra carnes orgánicas/ecológicas y huevos de libre pastoreo.

- Un buen consumo de líquidos es fundamental para mejorar tu salud. Durante todo el día, prioriza el agua como bebida. Puedes agregar gotitas de limón, y también alternar con infusiones, tal como verás más adelante.

- Procura cenar ligero. Cuando la luz se oculta, es cuando menos necesitamos comer; así respetaremos e iremos en mayor congruencia con nuestro ritmo circadiano. Cuanto más pronto lo hagas, mejor. Si puedes, ayuna al menos doce horas entre tu cena y tu desayuno del día siguiente. Este ayuno puedes prolongarlo un poco más algunos días (hasta dieciséis horas, según tu entrenamiento) para mejorar tu sensibilidad a la insulina y darle un buen descanso a tu sistema digestivo. Ten en cuenta que si estás embarazada, tienes diabetes o algún trastorno de la conducta alimentaria, el ayuno no es muy recomendable.

- Toma la infusión antiinflamatoria/depurativa que encontrarás a partir de la página 217 al menos tres veces al día. Esta contribuye a la salud de tu hígado, tus riñones y tu intestino, los principales órganos involucrados en la depuración.

→ Utiliza muchas especias, sobre todo aquellas que ayudan a reducir la inflamación, como la cúrcuma, el jengibre, el curry, la salvia, el tomillo, el orégano, el clavo y la canela. Resaltan sabores, tienen propiedades antimicrobianas (buenas para tu microbiota y tu sistema de defensa contra virus y bacterias) y mejoran tu salud.

Te propongo un plan de treinta días para mejorar tu estado de inflamación. Quitaremos algunos alimentos, sobre todo aquellos que pueden aumentar tu grado de permeabilidad intestinal, alimentos directamente proinflamatorios, alimentos difíciles de digerir y alimentos que pueden generar alteraciones en sistemas inmunológicos sensibles.

Partiremos de un plan básico y luego veremos algunas adaptaciones para condiciones específicas. Te aconsejo seguir este plan durante treinta días para desinflamar cuerpo y ver resultados. Y sí, la idea es que se convierta en tu nuevo estilo de vida, con cierta flexibilidad cuando salgas o tengas comidas sociales, pero dependerá mucho también de tu estado de salud actual.

El plan antiinflamatorio

ALIMENTOS QUE POTENCIAR	ALIMENTOS QUE TOMAR CON MODERACIÓN	ALIMENTOS QUE EVITAR POR COMPLETO
- Verduras, sobre todo de hoja verde y crucíferas, cocidas al dente. Preferir aquellas de temporada, e incorporarlas en todas las comidas. - Raíces y tubérculos, sobre todo nabos, zanahorias, calabaza, remolacha. - Y también, aunque en menor proporción, patatas, boniatos y otros tubérculos.	- Legumbres: lentejas, alubias o frijoles, garbanzos, etc.** - Cereales y pseudocereales: trigo sarraceno, mijo, quinoa, arroz salvaje.** - En todos los casos se recomienda tomarlos bien remojados (2 horas para los cereales y 8 horas para las legumbres) o germinados. - Ideal tomarlos 2-3 veces por semana.	- Cereales con gluten (trigo, centeno, cebada, avena)*** y derivados (galletas, pastas, pan, cerveza, malta)*. - Maíz y productos sin gluten comerciales (la mayoría suele contener maíz en su composición).***

ALIMENTOS QUE POTENCIAR	ALIMENTOS QUE TOMAR CON MODERACIÓN	ALIMENTOS QUE EVITAR POR COMPLETO
- Frutas, sobre todo a primera hora del día, en ayunas, o después de practicar ejercicio. Todas están permitidas, pero escógelas siempre de temporada.	- Frutos secos y semillas (preferiblemente nueces, semillas de calabaza, lino y sésamo).** - Lo ideal son 100 gramos máximo por semana, bien masticados.	- Cacahuetes, pistachos, anacardos.**, ***
- Aves pequeñas: codornices, perdices, faisán. - Huevos de codorniz. - Conejo. - De consumo diario.	- Aves bien alimentadas: pollo, pavo (de campo, de pastoreo o criados al aire libre). - Huevos de gallina código cero. - Cordero. - Vísceras de animales bien alimentados. - Consumo 3-4 veces/semana.	- Carne de ternera, vaca, cerdo o buey.** - Embutidos derivados.**
- Pescados y frutos del mar (marisco) pequeños, salvajes y bajos en mercurio (sardinas, arenques, salmón salvaje, caballa, etc.). - También pulpo, mejillones, calamares pequeños, ostras y almejas. - Conservas de pescado en botes de vidrio.	- Moderar la ingesta de alimentos en conserva y latas. Siempre es mejor inclinarse por lo fresco.	- Pescados como el atún, el pez espada o el calamar gigante, que pueden contener altos niveles de metales pesados.*
- Grasas de calidad con potencial antiinflamatorio y antioxidante. - Priorizar el aceite de oliva extra virgen, y el aguacate. - Aceitunas y carne de coco fresca.	- Mantequilla (de animales bien alimentados) y *ghee* (mantequilla clarificada de origen hindú). - Grasa/sebo de animales bien alimentados. - Aceite de coco. - Estas grasas son ideales para cocciones a altas temperaturas.	- Aceite de girasol, de canola, maíz o soja.* - Grasas hidrogenadas presentes en margarina, manteca y nata vegetal.* - Productos procesados con aceite de girasol, soja, colza o canola.* - Frituras hechas con estos aceites.*

ALIMENTOS QUE POTENCIAR	ALIMENTOS QUE TOMAR CON MODERACIÓN	ALIMENTOS QUE EVITAR POR COMPLETO
- Bebidas vegetales (leche) de almendras, de coco o de nueces.	- Bebidas vegetales y yogures (sin azúcares) a base de semillas, almendras, coco, arroz, etc.	- Lácteos de todo tipo (leche, queso, yogur) de cabra, vaca, oveja o búfala.***
- Especias: todas las que quieras. Compra especias ecológicas o bio, pues hay mucho riesgo de contaminación en ellas.	- Sal marina sin refinar o sal del Himalaya (1 cucharadita por día). - Algas crudas o en sopas (1 cucharada por porción) en pequeñas cantidades. Cómpralas siempre eco u orgánicas.	- Aliños preparados, salsas y condimentos industriales.* - Todo tipo de alimentos procesados con presencia de aditivos, azúcares refinados en ingredientes como gomas, jarabes, colorantes y aromas.*
- Vinagre de manzana, zumo de limón.	- Pimienta, chili, picantes.**	- Vinagre destilado blanco.**
- Agua e infusiones de todo tipo. - Té verde, té negro, té matcha, té rojo y té blanco.	- Kombucha, kéfir de agua. - Café ecológico y de calidad (1 taza al día como máximo). - Cacao puro en polvo y chocolate al 85 %.	- Refrescos, zumos y bebidas alcohólicas.*

*Alimentos directamente proinflamatorios. **Alimentos de difícil digestión. ***Alimentos que pueden causar sensibilidad alimentaria.

MENÚ ANTIINFLAMATORIO: DE LA TEORÍA A LA PRÁCTICA. ¿CÓMO ESTRUCTURAR UNA COMIDA ANTIINFLAMATORIA?

Ya tienes toda la teoría, los porqués, las listas de alimentos, lo que sí y lo que no. Ahora toca lo más complicado para algunos: crear.

Lo primero en lo que quiero que te fijes es en TODO lo que SÍ puedes comer, porque la mente humana es a veces compleja y le resulta mucho más sencillo decir: «Estoy a dieta, no puedo comer nada», cuando en realidad es bastante amplio el abanico de alimentos permitidos que puedes incluir en tus comidas. Así que a partir de ahí te invito a crear tus propias combinaciones:

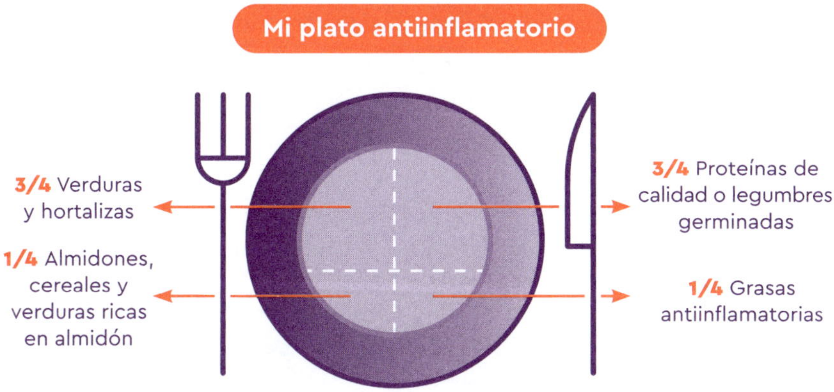

1. **Priorizar verduras y hortalizas frescas crudas y cocidas:** un tercio del plato debería componerse de verduras frescas y de temporada, fuente de fibra y antioxidantes. Es muy importante irlas variando: puedes combinar las verduras con algunos frutos como arándanos, trozos de manzana, etc.
2. **Almidones, cereales y verduras ricas en almidón:** batata, patatas, remolacha, nabos, calabaza, arroz salvaje, mijo, quinoa, trigo sarraceno amaranto. Priorizaremos los tubérculos siempre por su alto contenido en fibra prebiótica (buena para tus bacterias intestinales). No hace falta que consumas almidones en todas tus comidas, pero si tienes un alto gasto calórico, haces ejercicio o tienes tendencia a perder peso rápidamente, es muy recomendable que lo hagas. En torno a un puñado en tu plato unas dos o tres veces por semana estaría bien.
3. **Proteína de calidad:** puedes llenar un tercio del plato con carnes de buena calidad y procedencia (pollo, pavo, pato, codorniz, faisán, pescado azul pequeño cordero). Priorizaremos el consumo de pescados azules y grasos para aportar más omega-3 a tu alimentación. Puedes también tomar un par de veces a la semana una porción de pseudocereales (trigo sarraceno, quinoa o mijo) o legumbres (lentejas, garbanzos, frijoles) para alternar el consumo de proteína animal con proteína vegetal.

4. **Grasas buenas:** puedes utilizar unas dos o tres cucharadas de aceites o grasas de calidad (100 g de aguacate, coco, etc.) para cocinar o aliñar tus platos. Puedes también agregar alimentos proteicos y grasos altos en nutrientes (como dos yemas de huevo o 50 g de hígado, huevas y vísceras) dos o tres veces por semana. También puedes utilizar aceite de oliva calentado a baja temperatura, o mantequilla, *ghee* o aceite de coco, los cuales resisten a las altas temperaturas. Para aliñar tus platos puedes utilizar aceite de oliva virgen extra (puedes conseguir OlivActivA, mi aceite de oliva favorito y el que recomiendo por su gran aporte de antioxidantes en <www.shopgpg.com>); creo que no hay ninguno igual.
5. **Especias antiinflamatorias en cantidad suficiente, algas y fermentados:** hay muchas especias que son excelentes, en especial la cúrcuma, el jengibre, el comino, el orégano, el tomillo y el romero. Dos o tres veces por semana agrega algas a tus comidas (wakame, kombu, dulse); puedes encontrarlas en herboristerías y son un gran aporte de minerales. Me gustan también mucho los fermentados como el chucrut y el kimchi; añadir una cucharada a tus ensaladas es una bomba de enzimas y probióticos.

¿CÓMO SERÍA UN DÍA ANTINFLAMATORIO? HÁBITOS, COMIDAS Y RUTINAS PARA DESINFLAMAR

Hora de despertar

Lo ideal sería despertar entre las seis y las ocho de la mañana, con los primeros rayos de sol. Es importante que tu cuerpo sepa que es de día, así que abre ventanas y, si puedes, haz un poco de vida al aire libre. Asegúrate de lavarte bien los dientes y rasparte la lengua (hoy en día existen raspadores) para así eliminar posibles toxinas y microbios.

Empieza tu día con un buen vaso de agua a temperatura ambiente y, si lo deseas, con alguna infusión de las recomendadas en el apartado de recetas. Es ideal si puedes hacer algo de movimiento, respiración o caminatas/ejercicio a primera hora del día; no tiene que ser mucho tiempo, unos quince o veinte minutos ya son suficientes.

El desayuno

Cuando hayan pasado aproximadamente 12-14 horas de ayuno, tomaremos el desayuno.

Recomiendo tomar algo de fruta antes de las comidas, ya que preparará tu sistema digestivo para la ingesta de otros alimentos. Cualquier fruta es válida, y mucho mejor si es de temporada.

Si tienes más hambre, luego puedes hacer un desayuno completo como los siguientes.

Ejemplos de desayuno

- Tortilla de huevos ecológicos con verduras salteadas (champiñones, cebolla, tomatitos cherri y espinacas), con aguacate y aceite de oliva, más una infusión de jengibre.
- Tortitas de plátano (hechas con dos huevos, un plátano y una cucharada de semillas de lino molido), coronadas con frutas frescas y coco rallado, más chai de leche vegetal de coco, más un cuarto de cucharadita de cúrcuma en polvo.
- Batido energético hecho con una taza de leche de coco o de almendras, más un 1 trozo de mango o media banana, más un puñado de arándanos orgánicos, más un puñado de espinacas, más coco y canela al gusto.
- Tostada de pan de trigo sarraceno con tomate y aceite de oliva, o aguacate, coronado con un huevo cocido o caballa en conserva.

Accede a este QR para ampliar tus opciones de desayuno antiinflamatorio.

Si no eres de desayunar a primera hora o si algún día no te apetece desayunar, puedes saltar directamente a la comida principal o tomar tan solo algo de fruta. De esta forma harías solo dos comidas, pero asegúrate de no estar compensando (comiendo en exceso) luego en la cena. Es ideal que la mayor parte de tus calorías y comidas se concentren en las horas de luz (día) y no en las de oscuridad (noche).

La comida principal o almuerzo

La comida principal debe realizarse idealmente a mitad de nuestra jornada o día. Es la comida en la que incluiremos la mayor diversidad y cantidad de nutrientes. Debe estar constituida por los siguientes alimentos:

→ **Verduras.** Es ideal lograr un equilibrio entre verduras o vegetales crudos y cocidos; ambos son importantes. Podemos preparar una gran ensalada (250 gramos aproximadamente) en la que incluyamos como base hojas y brotes verdes frescos, como escarola, espinacas, canónigos o berros, rúcula o lechugas. A esa base podemos añadirle otras verduras y frutas más densas, como zanahoria, aguacate, col, rabanitos, nabos, trocitos de manzana, cebolla, remolacha, calabaza, germinados o frutas de temporada. Esta buena ensalada la aliñaremos con aceite de oliva y vinagre de manzana o zumo de limón, y si necesitamos, una pizca de sal marina. También puedes añadir fermentados, semillas y frutos secos (con moderación). Puedes también agregar verduras cocidas a tu plato (calabaza, judías verdes o vainitas, remolacha cocida, brócoli, coliflor, calabacín o berenjena), que puedes preparar como guarnición o como parte de tu plato principal (mezcladas con la proteína u otros alimentos).

→ **Proteína.** Añade una porción de pescado o frutos del mar, aves pequeñas, pollo, pavo, conejo o huevos. Dos veces por semana puedes tomar también algo de legumbre combinada con verduras e hidratos o almidones saludables.

→ **Hidratos o almidones saludables.** Boniato, yuca, patata, remolacha, zanahorias, chirivía, calabaza, nabos, rábanos, plátano macho, arroz basmati o salvaje, mijo, trigo sarraceno.

Ejemplos de almuerzo

- Ensalada de hojas verdes (canónigos, endivia, escarola, rúcula), zanahoria rallada, más medio aguacate o aceitunas, más pescado azul (salmón salvaje, sardinas, caballa) a la plancha o pulpo a la parrilla con pimentón.
- Estofado de pollo o pavo (130 gramos) con verduras (zanahoria, judías verdes, calabacín, calabaza, tomate).
- Pescado blanco (merluza, rape, pescada) o marisco (calamar, mejillón) al vapor con cebollino, más patatas salteadas con calabacín, espinacas y perejil.
- Sopa o estofado de lentejas al curry con calabacín, calabaza, pimientos y cebolla.
- Judías verdes salteadas con zanahoria y cebolla, más dos huevos a la plancha.
- *Poke bowl:* cama de lechugas, arroz basmati, judías verdes cocidas, salmón salvaje al grill, jengibre rallado y aliño de aceite de oliva, una cucharada de sésamo tostado y una pizca de miel pura.

Accede a este QR para ampliar tus opciones de almuerzos antiinflamatorio.

La cena

Llega el momento más crucial, y digo crucial porque la cena es el turno de comida al que más nos cuesta adaptarnos. La cena es una comida clave, ya que nos prepara para el descanso y, por tanto, debe ser ligera y de fácil digestión. Además, su contenido energético debe ser menor al del resto de las comidas, puesto que ya no vamos a hacer más actividades. Es ideal que la cena se haga aún en horas de luz, entre las seis y siete de la tarde, o como mucho a las ocho de la noche.

En la cena priorizaremos las verduras cocidas en forma de cremas y purés; si tus niveles de hambre lo permiten, se pueden añadir proteínas de calidad. Los hidratos de carbono con almidones no son el demonio en las cenas, pero sí que es cierto que si tiendes a ganar peso con facilidad, lo recomendable es no tomarlos.

En la cena incluiremos los siguientes alimentos:

→ **Verdura cocida.** Crema de verduras, verduras al horno, verduras al vapor, wok, salteados y hervidos. Ensaladas y verduras frescas en menor proporción.

→ **Proteína (opcional).** Recomiendo tomar platos poco cargados, ligeros y frescos, que muchas veces no exigen incluir proteínas animales. Si tomas proteína, que sea de fácil digestión, como huevos de gallina, pescado blanco o huevos de codorniz. Si es muy tarde o no te apetece, puedes tomar solo un poco de verdura y también está bien.

→ **Grasas.** Aguacate, aceitunas o aceite de oliva extra virgen.

Ejemplos de cena

→ Parrillada de verduras (calabacín, berenjena, calabaza, espárragos, champiñones) más calamar a la plancha.

→ Tortilla de huevos con calabacín y zanahoria rallada.

→ Tostada de pan de trigo sarraceno más aguacate; tomates cherri y rúcula más aceitunas. Puedes añadir una ensalada adicional o una tortilla de huevos si tienes más hambre.

→ Crema de verduras con cúrcuma y jengibre, más una cucharada de semillas de calabaza.

- Ensalada de arroz salvaje o lentejas con espinacas y brotes frescos, más zanahoria rallada, espárragos salteados y salmón ahumado.
- Enrollados de calabacín o endivias rellenas con sardinas o caballas en conserva con picadillo de tomate, cebolla y perejil.

Accede a este QR para ampliar tus opciones de cenas antiinflamatorio.

BEBIDAS ANTIINFLAMATORIAS Y DEPURATIVAS

Estas bebidas apoyan nuestra alimentación antiinflamatoria aportando sustancias altamente antioxidantes, digestivas y depurativas. Llegado este punto, ya debes conocer la importancia de cuidar tu hígado y tus órganos depurativos para favorecer la eliminación de toxinas, un factor importante que contribuye a la inflamación. Las especias y plantas amargas te ayudarán a proteger y potenciar la actividad de tu hígado y riñón. Además, ayudarán a mejorar la eliminación de líquidos y a disminuir la hinchazón. Te aconsejamos alternarlas, y tomar tres o cuatro vasos o tazas al día.

Refresco de cúrcuma y jengibre

Ingredientes

- 1 litro de agua
- 1 cucharadita de cúrcuma en polvo ecológica
- 20 gramos de jengibre (1 trozo)
- Zumo de ½ limón

Preparación

1. Bate todos los ingredientes en una batidora, o ralla el jengibre y mézclalo con el resto de los ingredientes en una botella de vidrio.
2. Guárdalo en la nevera para tomar en frío (ideal si aún hace calor) o déjalo a temperatura ambiente. Si no te acostumbras al sabor, puedes agregar un poco de estevia.
3. En ambos casos puede colarse para retirar los sólidos antes de beber.
4. Tómalo durante todo el día, especialmente media tacita antes de las comidas, para mejorar la digestión.

Infusión depurativa/digestiva

Esta infusión es ideal para mejorar la salud hepática, intestinal y renal. Favorece las funciones depurativas y la eliminación de líquidos. También ayuda a prevenir y mejorar las alergias estacionales/ primaverales, por lo que recomiendo tomarlas en mayor cantidad en primavera y verano, época en la que también nuestros órganos depurativos se ven más forzados.

Ingredientes

- 1 litro de agua
- ½ cucharadita de semillas de hinojo o anís[**]
- 1 cucharadita de diente de león[***]
- 1 cucharadita de cola de caballo[****]
- 1 cucharadita de desmodium o cardo mariano

Opcional: agregar un poco de jengibre (raíz) para cambiar el sabor.

** <https://shopgpg.com/60-plantas>.

*** <https://shopgpg.com/plantas/1794-diente-de-leon-hojas-trituradas-50gr-8435100804173.html>.

**** <https://shopgpg.com/plantas/1793-cola-de-caballo-triturada-importacion-50gr-8435100803336.html>.

Preparación

1. Coloca todos los ingredientes en un cazo u olla y deja hervir durante cuatro minutos. Después apaga el fuego y déjalo tapado hasta que repose.
2. Puedes tomar la infusión caliente en ayunas y tras las comidas, o puede tomarse como agua a temperatura ambiente o tibia (no fría).

RECETAS RICAS Y SALUDABLES PARA SUSTITUIR EL PAN

¿Te preocupa no poder comer pan? La mayoría de mis pacientes, cuando les digo que hay que quitar el pan, se llevan las manos a la cabeza y se preocupan mucho.

El pan es un alimento que forma parte de nuestra dieta mundial y casi diaria. Pero debemos empezar a cambiar el chip, porque ni es el mismo pan ni es el mismo trigo ni somos los mismos que hace años. Si queremos sentirnos realmente bien, debemos tomar decisiones. No te miento, la primera semana cuesta hacer el cambio. Pensarás en el pan, te preguntarás si de verdad esto merece la pena o no, etc. Pero al cabo de unos diez días empezarás a echarlo cada vez menos en falta. Y empezarás a darte cuenta de lo rico y variado que puedes comer en una alimentación antiinflamatoria. Tanto que muchos pacientes me dicen: «Pero si nunca he comido mejor en mi vida».

Para que lo eches menos en falta, te daré tres recetas básicas para sustituirlo.

Pan de trigo sarraceno

Ingredientes

- 10-12 rebanadas/porciones
- 500 g (4 tazas y ½) de harina de trigo sarraceno
- 450 ml (3 tazas) de agua templada
- 3 g (1 cucharadita colmada) de levadura de panadería seca o 9 gramos de levadura fresca panadera

- 30 ml (3 cucharadas) de aceite de oliva
- 6 g (1 cucharadita rasa) de sal

Opcional: una pizca de estevia, orégano, semillas (girasol, calabaza, ajonjolí) por encima

Preparación

1. Mezcla en un bol la harina de trigo sarraceno con la levadura panadera.
2. Añade las especias (si las usas), el aceite y el agua templada.
3. Mézclalo todo con la ayuda de una espátula o cuchara de madera y, por último, agrega la sal y termina de mezclar bien. Mezcla hasta que consigas una masa homogénea y sin grumos. Tendrá consistencia de masa suave; no es necesario amasar, sino que se mezcla con una espátula.
4. Vierte la mezcla en un molde de bizcocho alargado o rectangular, previamente engrasado y enharinado. Cubre el molde con un trapo y deja que la masa repose en un lugar templado (22-25 °C); puede ser dentro del horno apagado durante unos 90 minutos aproximadamente (1,5-2 horas). Pasado este tiempo, la masa debe de haber crecido casi el doble; si no, puedes dejarla un rato más.
5. Hornea durante 35-40 minutos a 180 °C (debes haber precalentado antes el horno a 200 °C).
6. Deja reposar y, con ayuda de una espátula, despega los bordes para desmoldar.
7. Deja enfriar antes de cortar. Se corta en rebanadas finas, ya que es un pan muy denso y saciante. Una rebanada por porción suele ser suficiente.

Arepas o tortitas venezolanas de yuca

La yuca es una raíz o un tubérculo almidonado muy interesante por su contenido de fibra prebiótica (que nutre a tus bacterias intestinales) y por tener un sabor muy neutral. Es típica de las zonas más cálidas del mundo, aunque hoy en día puedes conseguirla en casi todas partes. En esta receta también puedes cambiarla por boniato o batata cocida, o incluso por plátano macho cocido. Sin embargo, las arepas de yuca son mis preferidas por su sabor neutral, porque le gustan a todos y porque su textura es mucho más firme y parecida a lo que buscamos en el pan de cada día.

Ingredientes (3-4 unidades)

- → 2 tazas de yuca, previamente cocida
- → 1 cucharada de aceite de oliva o mantequilla derretida
- → 2 cucharadas de harina de arroz
- → Sal al gusto

Preparación

1. Con un rallador ralla la yuca. Amasa con la cucharada de aceite. Agrega sal al gusto y la harina de arroz.
2. Si quieres una masa buena, es importante amasar muy bien con las manos, ya que así quedará con una mejor consistencia.
3. Haz bolitas y luego aplástalas.
4. Cocina por ambos lados en una plancha, parrilla o sartén previamente engrasada.

Tortitas de plátano/banana

Son ideales para los niños, y las preferidas de mi sobrino, pero también les gustan a todos los adultos. Es una receta perfecta para preparar los domingos y guardar para el resto de semana. Suelo hacer grandes cantidades y así tengo para todos los días. Te duran perfectamente hasta cuatro días en la nevera.

Ingredientes (aproximadamente 5 unidades)

- → 3-4 cucharadas rasas de harina de trigo sarraceno
- → ½ plátano (o banana) maduro
- → 1 cucharada de semillas de lino molido o coco rallado (para dar textura y agregar fibra y grasas buenas)
- → 2 huevos
- → ½ cucharadita de bicarbonato

Otros: canela o vainilla, toque de sal y chorrito de bebida vegetal (coco o almendras a demanda), aceite de coco para cocción.

Preparación

1. Agrega todos los ingredientes a la batidora o procesador, y bate hasta obtener una mezcla espesa. Añade bebida vegetal en función de lo espesa que te quede la mezcla (yo suelo agregar cerca de un cuarto de taza). Cuanto más líquida te quede la mezcla, más se parecerá a una crepe francesa, y cuanto más densa sea, más se parecerá a una tortita americana. Ajusta a tu gusto y disfruta.
2. Cocínalas en una sartén antiadherente con aceite de coco. A mí me gusta servirlas con algo de grasa buena (mantequilla de frutos secos o semillas, mantequilla de buena calidad, nueces partidas y fruta en trocitos).

DIETA ANTIINFLAMATORIA ADAPTADA A CONDICIONES ESPECÍFICAS

Disbiosis y alteraciones del aparato digestivo (intestino irritable, gastritis, etc.)

Es muy importante entender que cada individuo es un mundo. Si bien hay algunos que responden muy bien a los cambios que propone la dieta antiinflamatoria, hay otros que no.

La disbiosis intestinal presente en la mayor parte de los casos de intestino irritable y gastritis debe abordarse con ciertas modificaciones dietéticas y acompañarse de un tratamiento para poder reforzar la inmunidad del paciente y recuperar la microbiota. En estos casos, la sintomatología suele ser muy limitante (gases, malestar abdominal, diarrea o estreñimiento, distensión abdominal) y el consumo de ciertos alimentos, sobre todo aquellos con alto contenido de fibras y azúcares fermentables por la microbiota, aun siendo antiinflamatorios, puede empeorar los síntomas:

- → Verduras como el puerro, la cebolla, el ajo, el brócoli, la coliflor o el nabo.
- → Frutas como la manzana, la pera o la ciruela.
- → Legumbres o leguminosas como los garbanzos, las lentejas o los frijoles.

A pesar de su calidad nutricional, estos alimentos pueden representar una bomba para el sistema digestivo en estos casos. Por ello, en estas situaciones será necesario eliminar o disminuir su consumo de forma transitoria.

Sin embargo, no te equivoques: el problema no está en el alimento, sino en tu intestino, así que es importante que busques apoyo nutricional personalizado para tratar tu disbiosis. El tema de la disbiosis intestinal da para mucho, posiblemente para otro libro.

Histaminosis

Una de las razones por las que los pacientes acuden a la consulta es por los síntomas derivados de la histaminosis. ¿Los recuerdas? Palpitaciones, rinitis alérgica o estornudos, edema en cara y párpados, ojos llorosos, picor y prurito en el cuerpo, dificultad respiratoria, dolor de cabeza, migrañas o dolor articular. Son síntomas inespecíficos que pueden presentarse en diversas condiciones, pero si un paciente con trastornos inflamatorios los presenta, seguramente existen altos niveles de histamina. En estos casos es interesante, además de poner en práctica todo el protocolo antiinflamatorio, prestar atención a ciertos alimentos. Al menos en un principio, puede ser conveniente evitar o al menos disminuir el consumo de alimentos ricos en histamina o aquellos que pudieran propiciar una mayor liberación de histamina en tus tejidos, lo cual ayudará a bajar la inflamación y mejorar la sintomatología.

Alimentos ricos en histamina: quesos curados (de vaca, cabra u oveja), alimentos fermentados o en conserva (incluyendo chucrut, kombucha o sardinas), pescados congelados y en conserva, embutidos, alimentos en vinagre o salmuera, alimentos ahumados, carne de cerdo. **También algunas frutas y verduras como** fresas, naranjas, mandarinas, limones, pimientos y tomates.

Aunque muchos de esos alimentos son muy interesantes a nivel nutricional y antiinflamatorio, en un paciente con histamina alta pueden exacerbar los síntomas. El consejo es eliminarlos o disminuir su consumo durante unas semanas y seguir la dieta antiinflamatoria planteada. Una vez que los síntomas mejoren, podrás irlos reintroduciendo. Tal y como ya vimos, la histaminosis casi nunca es la causa sino la consecuencia del problema, por lo que no hace falta prolongar una dieta baja en histamina en el tiempo. Debemos incidir en la raíz del problema: la inflamación, tu sistema digestivo e inmunológico.

16

AYUNO ANTIINFLAMATORIO, *TIMING* DE COMIDAS Y LA IMPORTANCIA DE LA FLEXIBILIDAD METABÓLICA

Hasta ahora te he hablado de las comidas principales; como ves, se puede comer mucho, variado y rico, y al mismo tiempo con efectos antiinflamatorios. Pero si tienes un paladar dulce como el mío, te estarás preguntando qué pasa con las meriendas y los postres.

Anteriormente te hablaba de la importancia del descanso digestivo, de activar el Complejo Motor Migratorio (CMM) y también de la autofagia, que permite que tus células y mitocondrias gocen de buena salud. Estos procesos solo pueden activarse si tenemos una buena flexibilidad metabólica que nos permita hacer un buen descanso entre comidas y un buen ayuno nocturno, y también si de vez en cuando desafiamos a nuestro cuerpo y aumentamos esas horas de ayuno.

Lo ideal es que dejes pasar al menos de cuatro a seis horas entre cada comida principal para así permitir a tu cuerpo hacer una digestión correcta. Muchas veces, las meriendas y los picoteos interfieren en este descanso. Sin embargo, si te cuesta mucho, y mientras te acostumbras, puedes tomar, bien sea de postre o entre comidas, un cuadrado de chocolate negro al 85 % (que además tiene un aporte interesante de polifenoles antioxidantes) junto a una buena infusión o una porción de fruta digestiva, como papaya, kiwi o manzana asada. También hay otras opciones, como alguna tortita de arroz o de trigo sarraceno con aguacate, unas aceitunas o alguna preparación que hagas con los ingredientes permitidos. Esto también es viable si sientes mucha hambre entre comidas, sobre todo al principio.

Por otro lado, no solo es recomendable realizar este descanso de cuatro horas entre comidas, sino también hacer un buen ayuno nocturno, que idealmente deber ser de como mínimo doce horas (cenar a las ocho de la tarde, por ejemplo, y desayunar como mínimo a las ocho de la mañana del día siguiente). Si ya vienes haciéndolo, puedes permitirte aumentar este tiempo a catorce horas (desayunar a las diez de la mañana) o incluso a dieciséis horas algunos días. Si ayunas entre dieciséis y veinte horas, entrarás ya en lo que se denomina actualmente «ayuno intermitente».

¿PUEDO HACER AYUNO INTERMITENTE A DIARIO?

Depende del caso, pero en general no lo recomiendo. De hecho, no te recomiendo repetir el mismo patrón de ayuno todos los días. Más bien te animo a escuchar a tu cuerpo, que algunos días tendrá más hambre, así que te convendrá romper el ayuno a las doce horas, y otros días aguantará dieciséis horas. De esta forma conseguiremos variar el ayuno y darle diferentes estímulos y cambios a nuestro cuerpo. Si tu organismo ya está familiarizado con el ayuno, puedes probar algún intervalo de ejercicio más intenso (aparte de hacer algo de movimiento de activación o caminata por las mañanas), pero no extenso (máximo una hora), y ver cómo se adapta tu cuerpo. Todo esto te permitirá tener más flexibilidad metabólica, que simplemente es la capacidad que tiene tu cuerpo de adaptarse a situaciones de escasez nutricional y de cambios.

FLEXIBILIDAD METABÓLICA

Todos tenemos capacidad de ayunar. Tenemos enzimas y mecanismos perfectamente evolucionados que, ante una situación de escasez, nos permiten utilizar nuestras reservas energéticas para sentirnos bien y funcionar correctamente. Los síntomas como el cansancio, el dolor de cabeza, los mareos y el malestar general cuando estamos haciendo un ayuno corto de 16-20 horas o cuando entrenamos en ayunas nos indican una baja flexibilidad metabólica. La flexibilidad metabólica es la capacidad de adaptación de nuestro organismo y metabolismo frente a situaciones de escasez de energía, es decir, cuando no le damos comida o lo sometemos a situaciones como el ayuno o los ejercicios intensos. En estos momentos, el organismo debe optimizar el consumo de combustible (energía) en función de la demanda (gasto energético) para intentar mantener todas nuestras funciones en orden aun estando con poco combustible. Cuando normalmente no podemos aguantar más de seis horas en ayunas, nos da dolor de cabeza apenas dejamos de comer, nos sentimos débiles o necesitamos tomar algo antes de entrenar porque si no desfallecemos, tenemos poca flexibilidad metabólica.

Lo bueno de la flexibilidad metabólica es que, como todo, se entrena, así que si no te encuentras bien cuando ayunas, te recomiendo ir poco a poco. Primero, concéntrate en mejorar tu alimentación, ayunar solo doce horas y respetar el *timing* entre comidas. Luego ve poco a poco aumentando las horas de ayuno. Verás como tu cuerpo irá respondiendo.

En general, el ayuno, aunque es un estresor (recuerda que el hambre y la escasez son factores estresores), si se hace de manera correcta, es un estresor agudo y de corta duración que puede tener muchos beneficios para tu cuerpo. Te ayudará a mejorar la sensibilidad a la insulina y, por tanto, a reducir sus niveles en sangre (y ya conoces los efectos proinflamatorios de la insulina). También favorece la autofagia y la salud de tus mitocondrias y, además, mejora la salud de tus órganos depurativos, permitiendo que sobre todo los intestinos y el hígado trabajen más y mejor.

17

CÓMO COMES PUEDE SER MÁS IMPORTANTE QUE LO QUE COMES

Me parece muy importante dejarte claro que nuestra salud no depende solo de la comida, y mucho menos de nuestras elecciones alimentarias. La forma en que comes, el ambiente que hay a tu alrededor, y las emociones y los pensamientos que tienes mientras comes ejercen un impacto muy importante en la forma como digieres, en la salud de tu microbiota y también en la inflamación.

Todos sabemos que masticar y comer lento y pausado en un ambiente tranquilo es clave para una buena digestión, pero muy pocos lo hacemos. ¿Sabes por qué? Porque el entorno en el que comemos no es favorable. Comer con miedo (a engordar, a que te siente algo mal o con ansiedad por situaciones externas), comer con prisa, comer mientras trabajas, comer mientras conduces, comer mientras estás dándole vueltas a la cabeza... es comer con una alta dosis de estrés y con las hormonas del estrés activadas. Esto es algo que siempre hablo con mis pacientes y que quisiera transmitirte a ti: es tan importante cuidar lo que comes como cuidar cómo lo haces. Si la comida te estresa, si pensar en comida te estresa, no estamos haciendo nada. En este caso, lo mejor también es buscar apoyo psicológico que nos permita pasar mejor esta situación.

Otro ejercicio que te aconsejo es la práctica de respiraciones antes de la comida. Esta técnica resulta muy útil, sobre todo si te toca comer en el trabajo o en entornos donde es complicado estar «relajado».

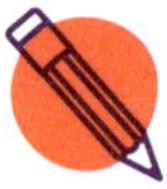

Ejercicio de las cinco respiraciones

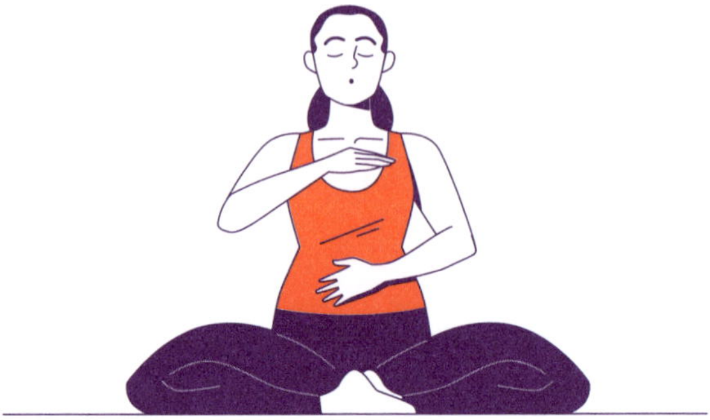

Simplemente se trata de hacer cinco respiraciones nasales, inhalando aire por la nariz y exhalando por la boca. Haz respiraciones lentas y profundas.

Puedes colocarte las manos en el abdomen y, mientras inhalas, sentir cómo se expande todo tu abdomen. Idealmente, la inhalación debe durar de cinco a siete segundos. Aguanta un poco la respiración una vez que hayas llenado tu cuerpo de aire y luego exhala también en cinco segundos. Repítelo unas cinco veces.

Tardarás menos de dos minutos y puedes hacerlo donde quieras. En tan poco tiempo, tu mente ya interpretará que estás relajado, lo cual te permitirá detenerte un poco más, comer de forma más consciente y así mejorar notablemente la digestión y la metabolización de esa comida.

18

SUPLEMENTACIÓN ANTIINFLAMATORIA: UNA AYUDA NECESARIA

Ya debe de haberte quedado claro que llevar una dieta saludable y antiinflamatoria no lo es todo. Los suplementos son necesarios para poder cubrir déficits y asegurar un buen aporte de nutrientes clave que ayuden a solucionar la inflamación. Lo mejor es acudir siempre a un profesional de la salud para que diseñe un plan de suplementación personalizado para ti.

Sin embargo, existen algunos suplementos que para mí son básicos para solucionar la inflamación. Además, suelen ser aptos para todo el mundo.

MAGNESIO

El magnesio es un mineral esencial para tu organismo. Participa en gran parte de las reacciones celulares que se producen en tu cuerpo. Sin magnesio no hay energía. Su déficit, muy común hoy en día, afecta negativamente a procesos metabólicos, neurológicos y musculares, pero también afecta al sueño, al peristaltismo intestinal y a los procesos de desintoxicación hepática. El magnesio es clave para un cuerpo desinflamado.

En la mayor parte de mis pacientes, siempre empiezo indicando de 400 a 600 miligramos de magnesio, repartidos entre la mañana y la noche, en forma de citrato o en forma de bisglicinato o treonato de magnesio. Mientras que el citrato de magnesio es ideal si sufres estreñimiento o un tránsito digestivo lento, el bisglicinato y el treonato son los más interesantes para mejorar el aporte de magnesio al resto de los tejidos, incrementar tus niveles de energía y claridad mental, y mejorar la calidad del sueño. Tienes mis mejores recomendaciones en mi tienda: <www.shopgpg.com>.

OMEGA-3

Ya sabes que el omega-3 es el ácido graso antiinflamatorio por excelencia y es crucial para el control de la inflamación. Es interesante escoger siempre un buen omega-3, de pescados azules pequeños y salvajes (sardina, caballa o salmón), y si eres vegetariano/vegano, que sea a base de microalgas. Asegúrate siempre de que se obtenga por destilación molecular y de que tenga certificaciones que garanticen la ausencia de metales pesados y biotoxinas.

La dosis ideal de omega-3 es de 2-4 gramos. Si tienes una enfermedad inflamatoria o autoinmune, tendrás que tomar el rango mayor, 3-4 gramos de omega-3 al día, repartidos en las comidas principales. El omega-3 se absorbe mejor cuando se toma junto a comidas grasas; por eso suelo recomendarlo en la comida principal o en la cena. Guarda siempre el omega-3 en la nevera para evitar la oxidación de sus grasas.

CÚRCUMA

Desde hace unos años se habla de la cúrcuma como la panacea para solucionar el dolor reumático, la inflamación y muchas enfermedades. Y sí, es cierto que se ha demostrado su eficacia en muchas enfermedades autoinmunes e inflamatorias, con efectos beneficiosos también en la microbiota y una mejor respuesta inflamatoria de los autoanticuerpos (autoinmunidad). Su alto nivel de polifenoles antioxidantes sería, en gran parte, el responsable de ello. Sin embargo, hay ciertos casos en los que la cúrcuma no es tan interesante; por ejemplo, si padecemos gastritis o reflujo, o si estamos medicados con anticoagulantes, hay que vigilar y supervisar su consumo. En el resto de los casos podemos tomar cúrcuma.

La dosis ideal para mejorar un estado inflamatorio es de 1 a 3 gramos de cúrcuma al día (1.000 a 3.000 mg), tomado también junto a las comidas principales.

VITAMINA D

Su déficit, que afecta en torno al 80-88 % de la población actualmente, hace cada vez más necesaria su suplementación. La vitamina D es «esencial» para mejorar la inflamación y el sistema inmunológico. Sin ella vivimos inflamados, es así. Sin embargo, por ser una vitamina liposoluble, su exceso no es eliminado por el organismo humano. Por ello es importante monitorizar nuestros valores en sangre, para así asegurarnos de no pasarnos de la raya con la suplementación.

De forma general, sugiero la toma de 2.500 a 6.000 unidades internacionales (UI) al día, junto a la comida principal, y al igual que en el caso del omega-3, con comidas grasas. Sin embargo, esta dosis puede quedarse corta si hay déficit, y, sobre todo, si hay enfermedades inflamatorias y autoinmunes presentes, así que en algunos casos es necesario trabajar con dosis más altas (de 10.000 a 20.000 UI). Si es tu caso, consulta con un profesional especialista que pueda orientarte mejor. Si bien los niveles en sangre normales oscilan entre 30 y 100 ng/dl, unos niveles de 50-70 ng/dl son ideales para que nuestro sistema inmunitario pueda funcionar de forma eficiente y mantener a raya los procesos inflamatorios. Así que lo adecuado es que una vez que empieces la suplementación, busques llegar a esos valores.

19

RESPIRACIÓN, MOVIMIENTO Y MEDITACIÓN PARA GESTIONAR EL ESTRÉS

El estado emocional tiene un impacto directo en la salud intestinal y, por tanto, en el sistema inmunológico. Si hay un aspecto que es sumamente importante para bajar la inflamación, es mejorar la gestión del estrés emocional o psicológico. En lo personal, pienso que no solo es un aspecto importante, sino el más difícil de mejorar. A veces, cambiar lo que comes es más sencillo, pero gestionar la vorágine de estrés emocional y el ritmo frenético de la vida moderna es mucho más complejo, y en gran parte de los casos requiere apoyo profesional o terapéutico. Te lo digo sinceramente: pienso que muchas veces nos hace más falta descansar e ir al psicólogo que hacer dieta. Porque, realmente, muchas personas no logran mantenerse fieles al cambio de alimentación:

→ Porque sufren ansiedad.

→ Porque viven rápido.

→ Porque viven en la mente.

→ Porque viven con miedo.

→ Porque no tienen ganas de hacer nada.

Y en cualquiera de estos escenarios es imposible comer bien, o al menos hacerlo a largo plazo. Muchas personas me escriben porque no pueden cumplir una dieta; porque empiezan un plan nutricional y a las dos semanas lo abandonan; porque desahogan la ansiedad de la tarde-noche con el frigorífico, o porque, «Gaby, es que a veces no puedo parar de comer». Y a estas personas les respondo: «¿Cuánto tiempo te dedicas a tener placer en tu vida? ¿Cuánto tiempo descansas? ¿Hace cuánto que no dedicas tiempo a no hacer nada?». Y ya te puedes imaginar la respuesta.

Si vivimos de forma desconectada, rápida o haciendo muchas cosas a la vez, vivimos sin propósito o sin ganas, o estamos constantemente dándole vueltas a la cabeza pensando en lo que haremos más tarde, mañana e incluso el año siguiente, pues comeremos de igual forma: rápida, desconectada y sin sentir ni notar disfrute alguno. Y nuestro cuerpo necesita placer, gozo y disfrute. Nuestro cuerpo necesita descanso y quietud mental. Si no lo obtiene, buscará formas rápidas de placer, como la comida, o también el tabaco, el alcohol y otras drogas.

Así que te daré tres estrategias clave no solo para el manejo del estrés psicológico emocional, sino necesarias para que tu cuerpo y tus células se sientan realmente bien.

- → La respiración
- → La meditación
- → El movimiento (ejercicio)

Las primeras dos las llevaremos a cabo a través de lo que llamo «la pausa de los diez minutos».

Lo primero que debes saber es que no necesitas ser budista para meditar. De hecho, no necesitas creer en nada. Meditar es simplemente una técnica para llevar nuestra atención al momento presente, a una sola cosa a la vez. Meditar no es silenciar la mente. Y sí, muchos estarán aburridos de oír hablar de la meditación, pero es que sus efectos positivos a nivel nervioso y, sobre todo, en ese eje intestino-cerebro del que ya hemos hablado, son cada vez más estudiados.

No necesitas estar media hora ni una hora. Solo necesitas empezar por diez minutos, dos o tres veces al día. Meditar es contemplar cualquier cosa que esté en nuestro presente: pensamientos, sensaciones, olores, figuras, emociones, atardeceres/amaneceres o cualquier cosa en la que deseemos concentrar nuestra atención, siempre que pertenezca a ese momento en concreto. Así que te invito a tomarte dos pausas de diez minutos para simplemente estar, sin hacer nada, en el espacio físico que elijas; puedes cerrar los ojos, o puedes dejarlos abiertos y observar el entorno en el que te encuentras. Recuerdo que cuando empecé a hacerlo, me di cuenta de detalles de mi habitación de los que nunca antes me había percatado. Cualquier actividad que te permita concentrar tus cinco sentidos en el presente es una meditación.

La otra técnica que me encanta para meditar es la respiración consciente. Porque sí, la respiración consciente es otra técnica que nos permite inducir la meditación. Yo era de las que pensaba que meditar no era para mí hasta que aprendí a respirar.

La meditación con respiración permite simplemente centrar nuestra atención en un acto involuntario que hacemos todo el tiempo: respirar. Por ser un acto involuntario, normalmente no le prestamos atención, y si lo hacemos, es de una forma rápida y poco efectiva. El resultado es que nos hemos convertido en seres que respiramos para sobrevivir, pero no para vivir. Respiramos rápido, lo cual no lleva a una buena oxigenación, sino a una hiperventilación. Una buena respiración y la oxigenación de tus tejidos se ha asociado a un menor envejecimiento celular, a un mejor tono del nervio vago (ese que comunica a nuestro intestino con nuestro cerebro), a mejores digestiones y a un mejor estado de la microbiota y del sistema inmunológico. Empezaremos haciendo respiraciones diafragmáticas o abdominales. Si creamos el hábito de practicarla regularmente a través de la meditación, la integraremos cada vez más el resto del día.

La técnica de meditación con respiración

Esta práctica puede durar tan solo unos diez minutos, así que no hay excusas, ¡todos tenemos diez minutos para esto!

1. Adopta una postura cómoda y agradable para ti para meditar. Si es por la mañana o durante el día, hazlo preferiblemente en posición sentada, con la espalda recta y las manos en los muslos o en la parte baja del abdomen, para sentir cómo se distiende al inhalar y se desinfla al exhalar. Si lo practicas antes de dormir, puedes hacerlo acostado para lograr una mayor relajación y favorecer el sueño. Puedes cerrar los ojos o dejarlos abiertos.

2. Fija tu atención en tu abdomen y en tu respiración: siente cómo sube y se expande suavemente al inspirar, y desciende y se contrae al exhalar. Puedes incluso poner tus manos sobre el abdomen.

3. Inhala lenta y profundamente, contando de cinco a siete tiempos, y llenando tu abdomen de aire. Siente con tus manos cómo se va inflando y expandiendo hasta llegar a ensanchar un poco el diafragma (la parte que está justo debajo de tus costillas). Intenta aguantar el aire de cinco a diez segundos, o lo que puedas, y a continuación exhala lentamente. Es importante que poco a poco aprendas a mantener el aire en el abdomen para favorecer un buen intercambio de gases en las células. A continuación, empieza suavemente a exhalar en cinco o siete tiempos, y siente cómo desciende y va contrayéndose hasta meterse dentro de tu cuerpo. Sostén por unos instantes el abdomen contraído y repite.

4. Mantén tu concentración en la respiración «estando ahí» con cada inspiración y exhalación. No te preocupes si tu mente se

desconecta de la respiración y los pensamientos vienen a tu mente. Cada vez que notes que tu mente se ha alejado de la respiración, toma nota de qué es lo que la apartó y vuelve de nuevo a traerla a la respiración.

5. Si tu mente se aleja mil veces, tu tarea será sencillamente devolverla a la respiración, sin resistencia, sin intentar buscar explicaciones ni luchar contra ella.

La forma de relacionarnos con la comida no es más que un reflejo de cómo vivimos y llevamos nuestra vida. La comida es solo un aspecto más de nuestra vida; por eso, la estrategia para tener una buena relación con la comida y empezar a hacer este acto consciente es empezar a vivir con conciencia.

Desde el momento en que despiertas hasta el momento en que te vas a dormir hay muchos hábitos y estrategias que puedes implementar para empezar a vivir y conectar con el presente, para ser más consciente, para practicar el llamado mindfulness. Y la respiración y la meditación son algunas de ellas.

Hay otra superestrategia que no solo te permitirá mejorar tu salud física y composición corporal, sino que también te ayudará a gestionar el estrés: la actividad física. En varias ocasiones te he comentado la importancia de activar nuestro cuerpo a primera hora del día y realizar alguna caminata o rutina corta de ejercicios. Esto obedece a una sencilla razón: nuestro cuerpo necesita movimiento por la mañana.

La hormona cortisol, esa que interviene cuando tenemos una situación de estrés, alcanza de forma natural su máximo pico por la mañana. Esto nos permite despertarnos y sentir más energía y claridad mental en esas horas. Para ordenar nuestros ritmos biológicos o circadianos y poner en orden las hormonas es importante liberar y utilizar ese cortisol circulante mediante la práctica matutina de movimiento. Si no tienes mucho tiempo, puedes hacer diez o quince minutos de alguna rutina corta, o mejor aún salir a caminar a primera hora, con el estómago aún vacío. No te imaginas la cantidad de pacientes que me explican cómo cambia su día tras practicar todas estas minirrutinas, incluyendo la meditación, la respiración consciente y el movimiento por la mañana. Liberar este cortisol en las primeras horas del día no cambiará tu vida ni tus problemas, pero sin duda puede hacerte verlos de una manera diferente.

Además de estas rutinas matutinas, es importante hacer ejercicio de fuerza. Como hemos repasado anteriormente, hacer ejercicio va más allá de quemar calorías. Hacer ejercicio es algo innato a nuestra especie. Y es clave para el mantenimiento de una buena masa muscular e importantísimo para mejorar tus niveles de inflamación y tu salud. Realizar ejercicio de fuerza se ha asociado también a una mejoría de la microbiota y del tono del nervio vago, seguramente porque cuando te ejercitas, respiras muchísimo más.

La recomendación entonces es realizar al menos treinta minutos de ejercicio de fuerza (pesas, *crossfit*, ejercicios funcionales, Tabata, TRX, boxeo) de tres a cuatro veces por semana. Lo mejor es buscar siempre asesoramiento para asegurarnos de adoptar buenas posturas y evitar lesiones.

Una cosa importante: al igual que te pido variar la alimentación, es importante variar también los ejercicios. Alterna y prueba diferentes disciplinas y combínalas también con ejercicios cardiovasculares, como ir en bici, correr, hacer caminatas rápidas, etc., siempre en la medida de tus posibilidades.

No lo olvides:
¡EL MOVIMIENTO ES VIDA!

20

DORMIR, PERO BIEN. SIN DESCANSO NO HAY CÉLULAS SANAS

Durante el sueño nocturno se activan procesos importantes que propician la desintoxicación digestiva y celular, la eliminación de toxinas, así como la regeneración y reparación celular. Por la noche, nuestro sistema inmunológico puede trabajar más y mejor, así que para estar desinflamados es crucial garantizar un buen descanso. El insomnio o el mal dormir puede venir dado o bien por incapacidad de conciliar el sueño rápidamente, o bien por despertarte constantemente en mitad de la noche, o por ambas cosas.

Un indicador importante son las sensaciones que aparecen al despertar. ¿Amaneces descansado, con energía y con vitalidad? ¿O todo lo contrario? Porque dormir bien no es solo un tema de cantidad. Aunque duermas siete u ocho horas, puedes amanecer cansado, sin fuerzas, con dolores o pesadez, y esto también es señal de que algo no anda bien.

¿QUÉ PODEMOS HACER PARA DORMIR MEJOR? ¿CÓMO MEJORAR EL INSOMNIO?

- **Practica la relajación/respiración/meditación durante el día.** Las técnicas que vimos te permitirán disminuir el estrés durante el día, activar tu nervio vago y, por tanto, el **sistema nervioso parasimpático**, encargado de la relajación. Todo ello permitirá mantener a raya las hormonas y los neurotransmisores relacionados con la activación (cortisol, histamina, adrenalina y noradrenalina) y promover otros relacionados con el bienestar y la tranquilidad (serotonina, GABA, dopamina, melatonina, oxitocina).

- **Dosifica tu exposición a pantallas y luces artificiales.** Las luces artificiales y la exposición a pantallas (ordenadores, móviles, tabletas) alteran significativamente la producción de melatonina. Muchos no podemos escapar del teletrabajo, pero sí dosificar la exposición a las redes sociales y el importante consumo de televisión que hacemos hoy día. Sobre todo en las horas de oscuridad, decántate por leer libros y procura que tu lectura sea sobre papel en vez de textos *online*, cambia la luz de lectura en tu móvil y dispositivos, y la luz blanca por amarilla en los espacios de relajación y en tu habitación. Por la noche, sobre todo a partir de las nueve o las diez, te recomiendo también usar velas, lámparas de sal y luces bajas.

  Apagar el wifi y poner el modo avión durante la noche pueden ser también de gran ayuda.

- **Cena pronto y ligero.** Al igual que tenemos un ritmo circadiano, nuestras bacterias también tienen un ritmo microbiano. De hecho, se sabe que a partir de las ocho de la noche se favorece el crecimiento y la actividad de bacterias no relacionadas con la digestión, sino más bien con procesos de limpieza y depuración, y de aquellas poblaciones bacterianas encargadas de la producción de neuroquímicos que intervienen en el sueño y el descanso. Las cenas tardías y copiosas afectan tanto a la capacidad de conciliar el sueño como a la de mantener un buen sueño. Lo ideal es que nuestra última comida fuerte del día transcurra entre las siete y ocho y media, con alimentos fáciles de digerir (cremas, verduras, raíces, purés, ensaladas y proteínas de fácil digestión —huevos y carnes blancas—).

- **Cuidado con los estimulantes.** La teína presente en el té (verde, rojo, negro) y la cafeína pueden alterar nuestro sistema nervioso y generar excitación. El umbral es diferente en cada individuo, y está claro que algunos somos más sensibles que otros. Mi sugerencia es no exceder la dosis de uno o dos cafés/tés diarios, mejor antes de las tres de la tarde. Y si tienes problemas de sueño, puedes tomar en su lugar infusiones de hierbas sin cafeína, o achicoria soluble, entre otros.

→ **Mejora tu digestión y microbiota.** Estreñimiento, disbiosis, parasitosis, candidiasis, enfermedades inflamatorias y autoinmunes... en casi todas coexisten alteraciones en el ciclo de sueño y vigilia. La disbiosis y los problemas digestivos en general alteran los circuitos de regulación del sueño, descanso y vigilia, y afectan a la producción endógena de GABA (relajación).

En la disbiosis intestinal también se observa un aumento de los niveles de histamina y cortisol (activación). Además, en condiciones inflamatorias y autoinmunes, es común también encontrar alteraciones del sueño y de la vigilia. En estos casos será importante buscar apoyo profesional y suplementar con adaptógenos y neurotransmisores como la *Ashwagandha*, la *Rhodiola*, GABA, 5HTP y l-teanina. En este caso acude a un especialista.

→ **Ayúdate con infusiones y hierbas relajantes.** La fitoterapia puede ser un excelente coadyuvante en estos casos. La melisa, la pasiflora, la valeriana y el hipérico te ayudan a relajarte durante el día y a conciliar mejor el sueño. También es de gran ayuda el aceite esencial de lavanda, utilizado en difusor, vertido a gotas en la bañera o colocado en algunos puntitos en las sienes y en la punta de la nariz.

→ **Magnesio y melatonina.** Es una combinación muy potente para ayudar a dormir más y mejor. Ten en cuenta que la calidad y la forma del suplemento hacen mucho. En concreto, el magnesio bisglicinato sería el más indicado en estos casos, y habría que utilizar una melatonina de calidad.

PALABRAS FINALES Y AGRADECIMIENTOS

Hemos llegado al final de mi primera obra, en el que he pretendido plasmar no solo lo que hay que hacer para combatir la inflamación crónica, sino también ayudarte a que la entiendas, que hagas las paces con ella, y que aprendas a identificarla. La inflamación estará allí, siempre, en mayor o menor grado, pero estará... Como siempre les digo a mis pacientes, lo importante es tener el conocimiento y la conciencia para gestionarla. Creo que nunca pensé en escribir un libro, y menos en ese momento de mi vida en que sentí lo que es estar INFLAMADA. Si me lo hubieran contado, seguramente no lo habría creído. Pero me hubiese encantado leerlo.

Espero que estas páginas te hayan ayudado en tu camino o que, al menos, hayan empezado a sembrar semillitas de conciencia; eso es lo que llaman los más espirituales «el despertar». Dicen que la única forma de cambiar un hábito es primero tomar conciencia de él, es decir, darte cuenta del problema, porque, una vez que lo haces, es mucho más sencillo ir a buscar las soluciones y, sobre todo, ponerlas en práctica de forma sostenible en el tiempo.

Este libro no es para que hagas una dieta un mes, o para que me preguntes «¿hasta cuándo tengo que comer así?», «¿hasta cuándo mantengo esto?». Este libro es justo para lo contrario: para que te des cuenta de que nuestra salud depende de todas esas pequeñas acciones que realizamos a diario. Toda enfermedad crónica es potencialmente mejorable y es posible llegar a la remisión (es decir, a la ausencia de síntomas), pero para eso se requiere tiempo, constancia y, sobre todo, aceptación ante la enfermedad y no lucha. Cuando luchas no hay aceptación ni pueden realmente darse cambios profundos, simplemente batallas.

Agradezco muchísimo que me hayas acompañado en esta travesía para entender el fascinante mundo de la inflamación. No ha sido fácil plasmarlo de forma sencilla y práctica, porque en ciencia hay muchos tecnicismos. Pero ya está hecho, y espero de verdad que te ayude.

El mejor consejo que puedo darte es que empieces ya a actuar y a poner en práctica lo aprendido, pero sobre todo que vayas integrándolo con paciencia y compasión. Los cambios más sostenibles son aquellos que vamos integrando poco a poco.

Doy las gracias también a mi familia y a muchos de mis guías en este proceso de autoconocimiento. Y no puedo dejar de agradecer profundamente a la vida, porque, a pesar de no nacer con los privilegios de un sistema inmune de esos que «no les pica nada», hoy en día estoy en plena aceptación del mismo, y también reconozco mis dones y privilegios (que también los tengo), gracias en parte a todo lo que mi cuerpo me ha permitido experimentar.

Gracias cuerpo, estoy en plena aceptación de lo que tienes para mí.

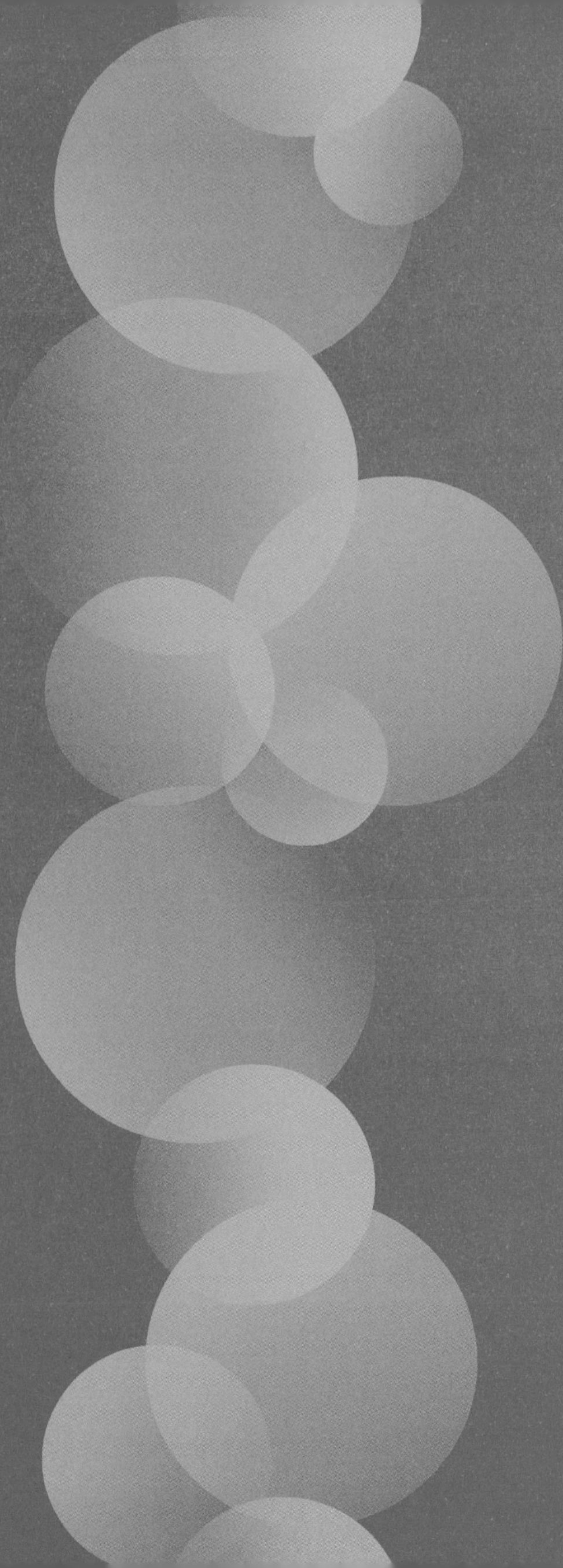

REFERENCIAS BIBLIOGRÁFICAS

1 Damalas C. A., Eleftherohorinos I. G. «Pesticide exposure, safety issues, and risk assessment indicators», *Int J Environ Res Public Health*, 2011, 8(5), pp. 1402-1419.

2 Radboud University Nijmegen Medical Centre, «Research on 'Iceman' Wim Hof suggests it may be possible to influence autonomic nervous system and immune response», *ScienceDaily*, 22 de abril de 2011, <www.sciencedaily.com/releases/2011/04/110422090203.htm>.

3 Doux, J. D., Bazar, K. A., Lee, P. Y., Yun, A. J., «Can chronic use of anti-inflammatory agents paradoxically promote chronic inflammation through compensatory host response?», *Hypotheses*, 2005, 65(2), pp. 389-391.

4 Ashina, S., «Stopping the vicious cycle of rebound headaches», *Harvard Health Blog*, 7 de noviembre de 2019, <https://www.health.harvard.edu/blog/stopping-the-vicious-cycle-of-rebound-headaches-2019110718180>.

5 Albillos, A., De Gottardi, A., Rescigno, M., «The gut-liver axis in liver disease: Pathophysiological basis for therapy», *J Hepatol*, 2020, 72(3), pp. 558-577.

6 *Ibidem.*

7 Konturek, P. C., Harsch, I. A., Konturek, K., Schink, M., Konturek, T., Neurath, M. F., Zopf, Y., «Gut-liver axis: How do gut bacteria influence the liver?», *Medical Sciences*, 2018, 6(3), p. 79.

8 Tripathi, A., Debelius, J., Brenner, D. A., Karin, M., Loomba, R., Schnabl, B., Knight, R., «The gut-liver axis and the intersection with the microbiome», *Nat Rev Gastroenterol Hepatol*, 2018, 15, pp. 397-411.

9 GMFH Editing Team (7 de mayo de 2015). «Algunos indígenas del Amazonas tienen la microbiota más rica y diversa jamás documentada en humanos»,

Gut Microbiota for Health, <https://www.gutmicrobiotaforhealth.com/es/algunos-indigenas-del-amazonas-tienen-la-microbiota-mas-rica-y-diversa-jamas-documentada-en-humanos/>.

10 Roszkowska, A., Pawlicka, M., Mroczek, A., Bałabuszek, K., Nieradko-Iwanicka, B., «Non-celiac gluten sensitivity: A review», *Medicina (Kaunas)*, 2019, 55(6), p. 222.

11 Fasano, A., «All disease begins in the (leaky) gut: role of zonulin-mediated gut permeability in the pathogenesis of some chronic inflammatory diseases», *F1000Res*, 2020, 9, F1000 Faculty Rev-69.

12 Brooke-Taylor, S., Dwyer, K., Woodford, K., Kost, N., «Systematic review of the gastrointestinal effects of A1 compared with A2 β-casein», *Adv Nutr*, 2017, 8(5), pp. 739-748.

13 Vojdani, A., Tarash, I., «Cross-reaction between gliadin and different food and tissue antigens», *Food and Nutrition Sciences*, 2013, 4(1), pp. 20-32.

14 Romo Ventura, E., Konigorski, S., Rohrmann, S., *et al.*, «Association of dietary intake of milk and dairy products with blood concentrations of insulin-like growth factor 1 (IGF-1) in Bavarian adults», *Eur J Nutr*, 2020, 59, pp. 1413-1420.

15 Bashir, S., Fezeu, L.K., Leviatan Ben-Arye, S., *et al.*, «Association between Neu5Gc carbohydrate and serum antibodies against it provides the molecular link to cancer: French NutriNet-Santé study», *BMC Med*, 2020, 18, p. 262.

16 Rodríguez, E., «Desvelada la evolución del gen responsable de que la carne roja produzca cáncer», *SINC*, Disponible en: <www.agenciasinc.es/Noticias/Desvelada-la-evolucion-del-gen-responsable-de-que-la-carne-roja-produzca-cancer>.

17 Ruiz-Ojeda, F. J., Plaza-Díaz, J., Sáez-Lara, M. J., Gil, A., «Effects of sweeteners on the gut microbiota: A review of experimental studies and clinical trials», *Adv Nutr*, 2019, 10(Supl. 1), pp. S31-S48.

18 Shil, A., Chichger, H., «Artificial sweeteners negatively regulate pathogenic characteristics of two model gut bacteria, E. coli and E. faecalis», *Int J Mol Sci*, 2021, 22(10), p. 5228.

PARA SABER MÁS

Llevo más de diez años ayudando a mis pacientes a mejorar problemas digestivos, hormonales e inmunológicos, acompañada de un equipo multidisciplinar de psicólogos, nutricionistas y médicos que comparten mi visión. También realizo programas orientados a mejorar la inflamación y equilibrar el sistema digestivo e inmunológico. Te animo a consultar mi página web www.nutrigaby.com y los siguientes recursos para profundizar más en el contenido de este libro:

- → **Programa Sanando desde Adentro,** donde profundizamos en nutrición antiinflamatoria y manejo emocional para poder sentar realmente las bases del cambio, <https://www.nutrigaby.com/programa-sanando-desde-adentro-sda>.
- → **Programa Equilibrando tus Microbios.** Este libro no va de microbiota, pero es imposible hablar de inflamación e inmunología sin mencionarla. Si te interesa este mundo maravilloso. Te invito a aprender a cuidarla y tratarla a través de este programa, <https://www.nutrigaby.com/equilibrando-tus-microbios>.